Cinquenta tons de prazer

Marisa Bennett

Cinquenta tons de prazer

3ª edição

Tradução
Regiane Winarski

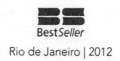

Rio de Janeiro | 2012

CIP-BRASIL. CATALOGAÇÃO NA FONTE
SINDICATO NACIONAL DOS EDITORES DE LIVROS, RJ

Bennett, Marisa
B417c   Cinquenta tons de prazer / Marisa Bennett ; tradução: 3ª ed. Regiane Winarski. – 3ª ed. – Rio de Janeiro: Best*Seller*, 2012.

Tradução de: Fifty shades of pleasure
ISBN 978-85-7684-650-5

1. Sexo. 2. Amor. 3. Relações homem-mulher. 4. Relações sexuais. I. Título.

12-5256.   CDD: 306.7
                                                               CDU: 392.6

Texto revisado segundo o novo Acordo Ortográfico da Língua Portuguesa.

Título original norte-americano
FIFTY SHADES OF PLEASURE
Copyright © 2012 by Marisa Bennett
Copyright da tradução © 2012 by Editora Best Seller Ltda.

Publicado mediante acordo com Skyhorse Publishing.
307 West 36th Street, 11th Floor New York, NY 10018

Capa: André Tavares
Editoração eletrônica: Abreu's System

Todos os direitos reservados. Proibida a reprodução,
no todo ou em parte, sem autorização prévia por escrito da editora,
sejam quais forem os meios empregados.

Direitos exclusivos de publicação em língua portuguesa para o Brasil
adquiridos pela
EDITORA BEST SELLER LTDA.
Rua Argentina, 171, parte, São Cristóvão
Rio de Janeiro, RJ – 20921-380
que se reserva a propriedade literária desta tradução

Impresso no Brasil
ISBN 978-85-7684-650-5

Seja um leitor preferencial Record.
Cadastre-se e receba informações sobre nossos lançamentos e nossas promoções.

Atendimento e venda direta ao leitor:
mdireto@record.com.br ou (21) 2585-2002

Dedicatória

Para Monica e Becky,
que me ensinaram a ser eu mesma.

Sumário

Introdução 11

Capítulo Um: Técnicas sexuais enlouquecedoras 15
   1. Técnicas de sexo oral para ela: Felação de deixar os joelhos trêmulos 19
   2. Técnicas de sexo oral para ele: Cunilíngua de fazer o chão tremer 23
   3. Posição sexual selvagem: O dueto na mesa de trabalho 26
   4. Posição sexual selvagem: O redemoinho 29
   5. Posição sexual selvagem: A pleno vapor 33
   6. Regras para falar obscenidades 35

Capítulo Dois: Quero levar palmadas, baby! 41
   Introdução: Os meios e os motivos para o spanking.. 45
   1. A marca da mão 46

   2. Acessórios 49
   3. Me dê uma lição 51
   4. Chicoteie-me delicadamente 54
   5. O posterior pós-palmada 56
   6. Brinquedos que seus pais nunca compraram para você 59

Capítulo Três: Me amarre! 63
   Introdução: Por que amarrar? 67
   1. Olha, sem as mãos! 68
   2. Amarrado e provocado 70
   3. Amarrado e massageado 72
   4. Contenção pelas amarras 74
   5. Brincando juntos: amarrar na posição sentada 76
   6. De joelhos 79
   7. Trabalho complexo com cordas 80
   8. Mais opções de amarração 84

Capítulo Quatro: Me excite! 89
   1. O básico sobre o uso das vendas 93
   2. Sexo auditivo 95
   3. Músicas para a recreação 96
   4. Se esfregue em mim 98
   5. Gelado e quente 100
   6. A poesia da cera: usando cera quente 101
   7. Bolas de pompoarismo 104
   8. Mostre-me seus dentes 105
   9. Excursão: sexo em locais quase públicos ... 107

Capítulo Cinco: Submissão 109

    Introdução: Sobre a submissão 113
    1. Por que ser submisso é excitante: O prazer da dor 114
    2. Dicas de obediência.. 119
    3. O clube do livro do seu quarto 123

Capítulo Seis: Dominação 127

    Introdução: Seja o chefe 131
    1. Sobre o cuidado e a manutenção dos submissos ... 133
    2. Você dita as regras.. 136
    3. Punição 138
    4. É a sua cena.. 141
    5. Posições com a garota por cima........................... 142
    6. Pesquisas para brincadeiras pervertidas................ 147

Introdução

A não ser que você tenha morado debaixo de uma pedra até bem recentemente, já deve ter reparado que novos romances eróticos invadiram a cultura pop e vêm provocando, aliciando e fazendo leitores implorarem por mais. Durante os últimos anos, os *tablets* permitiram que alguns entusiastas da literatura erótica lessem seus livros de forma discreta em lugares públicos, mas ler literatura sexy sempre foi um tabu. Agora, pela primeira vez, homens e mulheres — das mães que praticam ioga até jovens de 20 e poucos anos — abordam sem vergonha nenhuma vendedores de livrarias para botar as mãos em lançamentos explícitos.

Eu queria escrever um livro que incluísse os lados mais ousados do sexo, que desse poder a homens e mulheres para serem ousados com sua sexualidade e, é claro, que alegrasse os leitores orgulhosos da literatura erótica. Embora algumas partes deste livro realcem o que você poderia chamar de "sexo light", a maior parte do conteúdo aborda BDSM, uma abreviatura que condensa bondage e disciplina, dominação e submissão, sadismo e masoquismo. Esse curioso grupo de letras abrange um grande número de truques sexuais e um modo de vida libertino. Este livro pretende se concentrar em alguns dos lados mais apimentados do BDSM e das brincadeiras eróticas que vão permitir que você e seu parceiro tomem as rédeas de seus momentos sensuais e talvez até que ganhem uns tapas na bunda. Espero que você goste.

Capítulo Um
Técnicas sexuais enlouquecedoras

"Um casal que se ama fica cego de paixão no calor do encontro e prossegue com grande impetuosidade, sem prestar atenção nenhuma aos excessos."

— Vātsyāyana
Kama Sutra

"Eu poderia me passar por mulher com os olhos e mostrar valentia com a língua!"

— Shakespeare
MacBeth

Não dá para começar a fazer sexo pervertido sem instruções pervertidas. Às vezes, tentar uma coisa nova (ou uma coisa antiga com uma abordagem nova) pode ser difícil quando tudo que você tem como base é a experiência pessoal ou um parceiro que nem sempre verbaliza o que quer. Essas dicas introdutórias — de fazer sexo oral que vai deixar os dois ofegantes e pedindo por mais até a execução de posições sexuais acrobáticas — são parte da artilharia de que você vai precisar para seu arsenal sexual. Portanto, pegue seu bloquinho e gabarite a próxima prova de anatomia!

TÉCNICAS DE SEXO ORAL PARA ELA
Felação de deixar os joelhos trêmulos

A ação

Não é segredo que os homens adoram um boquete. Infelizmente, fazer uma felação sensacional não é um dom que cai do céu, você tem que saber a coreografia. Entender tudo, desde o básico até as coisinhas maliciosas que seu homem não vai pedir (mas quer), será a diferença entre ele adorar boquetes e adorar os *seus* boquetes.

A execução

Em primeiro lugar, "um boquete é um boquete, que é um boquete" não é um mantra eficiente. Quer você faça sexo oral nele espontaneamente ou prefira fazer só na semana do seu período menstrual, você ainda precisa abordar a atividade como se não houvesse outra coisa que quisesse fazer por ele. Uma felação sem entusiasmo causa a mesma impressão nele que cunilíngua sem vontade causa em você: é perda de tempo e um pouco irritante. Portanto, faça com que essa experiência o deixe sem fôlego entre os momentos em que ele grita seu nome.

O aquecimento

Comece provocando-o. Mordisque sensualmente as orelhas dele e o beije no pescoço e peito, e ao longo da cintura. Quando abrir a calça dele, faça devagar e não vá direto ao que interessa; é sempre melhor abrir o apetite primeiro. Quando ele estiver totalmente à sua mercê, sinta-se à vontade para provocá-lo por mais um tempinho, até mesmo beijando e lambendo áreas sensíveis, como os joelhos, a parte interna das coxas e os quadris. Comece pegando o membro na mão e lambendo as bolas — se você conseguir colocar as bolas na boca, melhor ainda. Use a língua para massagear enquanto chupa.

Fazendo o sangue dele pulsar

Se for para se lembrar de alguma coisa, lembre-se de manter o pênis dele lubrificado. Quando colocá-lo na boca, use a saliva para deixá-lo todo molhado. E não se preocupe, não conseguir fazer "garganta profunda" não vai lhe impedir de pagar um boquete fenomenal. Com a ajuda da saliva, use a mão como extensão da boca enquanto desce e sobe pelo membro. Mantenha o toque firme, mas não precisa apertá-lo até sufocar. Cada pessoa é diferente, então sinta-se à vontade para interromper o boquete em alguns momentos e perguntar o quão firme ele quer que seu toque seja e a velocidade que ele quer que você vá. Lembre-se de sempre massagear o pênis com a mão lubrificada enquanto faz as perguntas — essa é também uma boa forma de dar uma respirada se você estiver ficando cansada, mas sem deixar que ele perca o gás.

Experimente girar sua mão em um movimento circular conforme sobe e desce pelo membro, certificando-se de massagear a ponta e a área ao redor dela quando chegar lá. Se você for boa em fazer mais de uma coisa ao mesmo tempo, massageie as bolas com a mão livre. Siga adiante usando sua saliva ou um lubrificante e continue o boquete enquanto massageia as bolas com uma ou duas mãos, podendo até puxar o saco um pouco (mas não com muita força). A saliva nas bolas dele dará a sensação de que sua boca está no pênis e no saco ao mesmo tempo. Quando você estiver na área, experimente também massagear o períneo, que é o espaço entre os testículos e o ânus. Essa área é extremamente sensível, e produzirá uma sensação que vai resultar em coisas como gemer seu nome com surpresa e puxar seus cabelos com êxtase transbordante.

O passo extra que vai deixá-lo louco

Este acréscimo depende completamente do quanto você e seu parceiro se sentem confortáveis com ele. Experimente acariciar o períneo e inserir seu dedo (lubrificado) no ânus dele, perto ou durante o clímax, massageando a próstata. Massagear essa área pode fazer com que um homem goze até mesmo sem estímulo genital; portanto, se você já está fazendo um boquete nele, o orgasmo vai ser absolutamente explosivo. Quando seu dedo estiver dentro dele, mexa-o para frente e faça um leve gesto de "venha cá", começando devagar e variando a pressão. Continuar com isso durante o clímax vai fazer com que ele exploda de êxtase e fique ofegante.

O encerramento

A maneira como você encerra o ato é quase tão importante quanto o modo como chega lá. O mais importante mesmo é que você não trate o sêmen dele como se fosse radioativo. Se você pode colocar o pênis dele na boca, pode tocar em um pouco de fluido; se não fizer isso, irá apenas insultá-lo. Se você escolher engolir, viva! Provavelmente estará contribuindo para a prevenção do câncer de mama! (Estudos demonstram que as mulheres que engolem algumas colheres de sêmen por semana têm menos ocorrências de câncer de mama, embora o risco não aumente se você não engolir.) Se você tem medo daquelas vergonhosas ânsias de vômito e prefere não engolir, há opções. Você pode levá-lo ao clímax usando as mãos ou mesmo sugerir que ele goze no seu peito. Lubrifique o pênis com a boca e faça com que ele coloque o membro entre seus seios enquanto chega ao orgasmo. É uma forma pervertida de levá-lo ao orgasmo que vai fazer com que ele fantasie com sua imagem mais tarde.

Técnicas de sexo oral para ele
Cunilíngua de fazer o chão tremer

A ação

Sexo selvagem é ótimo, mas às vezes você precisa de algo especial — um pouco mais de carinho e atenção. É claro que estou falando de cunilíngua. Se vocês vão amarrar um ao outro (mais sobre isso depois!), é bom se certificar de que ele saiba o que está fazendo quando for lá embaixo. Eis algumas dicas para ajudá-lo!

A execução

O entusiasmo é importante, tanto para você quanto para ele, assim como foi com o boquete. Também é importante

"Nenhum prazer dura se não for temperado pela variedade."

— Públio Siro

se comunicar, pois todo mundo tem suas preferências ("toques diferentes para vaginas diferentes" é o que sempre digo). Faça com que ele comece devagar, com muitos beijos na sua barriga e na parte interior da coxa. Quando você estiver aquecida e pronta, ele pode começar a provocar seu clitóris. Peça para ele iniciar fazendo círculos lentos e preguiçosos ao redor do órgão ou que use a língua para desenhar o alfabeto em suas partes sensuais. Peça que ele mude e mova a língua de formas variadas e em velocidades diferentes. Experimente pedir que ele sugue gentilmente seu clitóris e o esfregue de leve com os dentes.

As mãos dele devem estar ocupadas tocando, acariciando e massageando você, prestando atenção especial às partes em que você gosta de ser tocada. Ele também pode usar os dedos, principalmente quando faz uma pausa para beijar você ou dedicar atenção especial aos seus seios. Ele pode fazer isso massageando seu clitóris ou penetrando você com um dedo ou dois. Enquanto seu parceiro trabalha, encoraje-o a ir mais fundo e estimular seu ponto G. Para encontrá-lo, ele deve inserir delicadamente um ou dois dedos na sua vagina e fazer devagar o movimento de "venha cá", acariciando-a por dentro, perto do umbigo. Se ele pode bater com a mão na cabeça e esfregar a barriga ao mesmo tempo, também deve conseguir lamber você e usar o dedo ao mesmo tempo. Um desempenho sensacional com a língua e as mãos dedicadas podem levá-la aos céus! Peça que ele faça isso enquanto o clímax começa a se aproximar (puxões de cabelo, gemidos mais altos ou gritos de "vou gozar!" devem deixar claro que está na hora). Quando você estiver chegando ao clímax, se ele suga seu clitóris de leve, você vai ficar fervendo e vai gritar o nome dele.

Posição sexual selvagem
O dueto na mesa de trabalho

A ação

Depois de um longo dia de trabalho, não há nada melhor para ajudar a relaxar do que uma transa vigorosa e liberadora de estresse com seu parceiro. Quando não dá para esperar por esse prato especial na happy hour, faça com que ele derrube as coisas da mesa de trabalho e se ocupe de você. Experimente esses movimentos sexuais quentes na mesa dele e seja o próprio prazer pós-expediente!

A execução

A mesa dele é o melhor espaço de trabalho, principalmente quando ele dá duro por você. Enquanto ele estiver sentado à mesa, passe uma perna sensualmente pelo colo dele e sente-se na beirada, bem em frente a ele. Apimente esse primeiro passo adiantando parte do trabalho ao usar o mínimo de roupas possível. Você pode estar com uma bela camisola sem lingerie por baixo, ou apenas uma das camisas sociais dele com lingerie sexy por baixo.

"Metade do mundo não consegue entender os prazeres da outra metade."

— Jane Austen
Emma

Agenda apertada

Se ele ainda não pulou da cadeira, passe sensualmente uma perna pelo ombro dele e puxe-o em sua direção, para que fique de pé. Com sua perna ainda por cima do ombro dele e a outra com a ponta dos dedos no chão, mantenha o bumbum apoiado na mesa. Se ele penetrá-la nesse ângulo, vai ter um encaixe extremamente apertado que vai desviar a atenção de um dia duro de trabalho para... apenas algo duro.

Referência cruzada

Mude da posição em que você está, movendo-se de leve sobre a mesa e se deitando. Com ele ainda de pé, cruze suas pernas, colocando o pé direito no ombro direito dele e o pé esquerdo no ombro esquerdo dele. Quanto mais alto suas pernas estiverem cruzadas acima dos joelhos, mais apertada você vai parecer para ele. Faça com que ele segure nos seus quadris ou nas suas coxas como forma de apoio, enquanto você se segura na mesa. Sinta-se à vontade para tirar os pés dos ombros dele e girar os quadris para o lado enquanto mantém o torso reto. Essa abordagem do movimento cruzado vai fazer com que ele sinta você de um ângulo completamente novo.

Trabalho sujo

O sucesso no local de trabalho fica evidente quando você se dedica por completo. Peça para ele se ajoelhar sobre a mesa à sua frente, enquanto você se deita ao longo do objeto.

Deslize para a frente, de forma que sua bunda se apoie nas coxas dele e ele possa penetrá-la com facilidade. Você pode manter as pernas ao redor da cintura dele ou segurá-las no ar, e ele pode segurar nelas para se apoiar. A elevação de seus quadris vai permitir que ele penetre tão profundamente em você que vai esquecer toda a papelada que jogou no chão.

Posição sexual selvagem
O redemoinho

A ação

Acrescentar água ao seu repertório é a maneira mais rápida de esquentar as coisas entre você e seu parceiro. Um mergulho sem roupa elimina a tarefa desagradável de se despir e proporciona um contato escorregadio e imediato. Para os que gostam de hidromassagem ou banheiras tradicionais, aqui estão algumas técnicas para fazer as águas rolarem.

A execução

Partir para a safadeza enquanto um ensaboa o outro é algo que pode acontecer em um momento espontâneo, enquanto vocês se aprontam para o trabalho ou em um momento planejado de relaxamento e fuga da rotina com velas e incenso. Seja qual for a sua escolha, deslize para as posições sensuais na próxima vez em que encurralar seu parceiro em meio a H_2O.

O clássico

Se você é do tipo que gosta de ser prensada contra a parede, o chuveiro é o local perfeito para isso. A combinação da água quente caindo sobre você e seu parceiro, a exibição imediata e sexy de vocês dois nus e algumas bolhas de sabão para diminuir o atrito entre os corpos é o bastante para deixar até as mais frígidas quentes e agitadas. Quando ele prender você contra a parede de azulejos — e ele fará isso —, pegue disfarçadamente um pouco de condicionador e comece a massagear o pênis e as bolas dele. Esse tratamento digno de spa vai deixá-lo pronto para tudo. Levante uma perna até o quadril do seu parceiro, para que ele saiba que você quer se prender com força ao redor dele, e faça com que ele pegue você pelos quadris. Deixe que a parede do chuveiro sirva de apoio enquanto ele arremete dentro de você. Se ele tiver dificuldade em segurar você no alto, ou se você achar difícil participar dessa posição, deixe uma perna ao redor dele e apoie o outro pé no canto do box ou na beirada da banheira.

Abordagem dupla

Chuveirinhos são o presente dos deuses (ou das lojas de materiais de construção) para o sexo. Alcance áreas difíceis ao ficar de frente para a parede do chuveiro, com os braços levantados e as mãos sobre os azulejos. Ele, de pé atrás de você, terá liberdade para acariciar, beijar seu pescoço e apontar o chuveirinho para o ponto certo quando achar que você está sendo muito levada. Deixe que ele a penetre por trás, e se você tiver a sorte de ter dois chuveirinhos, o primeiro pode jogar água no ponto em que ele arremete em você até o êxtase e o segundo pode estimular você até o seu clímax.

Cheios de bolhas

Há um motivo para a flexibilidade e o sexo andarem de mãos dadas. Essa posição é mais fácil para o homem (em outras palavras, basta ele estar lá) e requer uma certa flexibilidade da mulher. Com seu parceiro de pé sob o jato quente de água, faça com que ele a penetre por trás enquanto você, lentamente, se inclina para a frente. Se conseguir tocar o chão com as mãos, ele vai entrar 20 mil léguas dentro de você, e vai dar uma atenção especial ao seu ponto G. Quando o ritmo estiver mais rápido, as bolas dele vão bater contra seu clitóris de maneira cadenciada, dando a você um estímulo duplicado. Se achar que ele está indo mais rápido do que você, tire as mãos do chão e coloque na beirada da banheira. Essa mudança de ângulo levará a águas menos profundas e vai diminuir um pouco o ritmo até que você consiga se concentrar em seu próprio prazer aquático.

O tantra da banheira

Com o chuveiro ligado e alguns centímetros de água para manter vocês aquecidos, deite-se na banheira. Encoraje-o a fazer carícias cheias de sabonete antes de começarem, para que você consiga deslizar para cima e para baixo na banheira com mais facilidade. Faça com que ele ajoelhe na banheira à sua frente, levante uma das suas pernas, segure-a enquanto ele entra em você e monta na outra. Apoie a perna no ombro dele e peça para ele usar sua coxa para ir mais fundo. O ângulo lateral da sua pélvis contra ele vai preencher você, dar uma sensação intensa que o papai e mamãe não consegue, e vai fornecer ao seu clitóris uma atenção especial para o estímulo que você precisa.

A virada do furacão

Essa posição vai deixar você amarrada, contorcida e extremamente próxima de seu parceiro. Sente-se em uma banheira cheia ou no banco da hidromassagem, de frente para ele. Monte nele com as pernas ao redor um do outro em um abraço apertado. Os dois devem estar sentados eretos, para que seus peitos ensaboados e molhados deslizem um contra o outro, permitindo que o desejo ferva nesse contato intenso e sedutor. Para ficarem ainda mais próximos, prenda seus braços nos dele debaixo dos joelhos, o que vai ajudar no equilíbrio. Se essa posição ficar difícil demais para você, peça para que ele se recline contra a parede da banheira e, com a ajuda dos ombros ou da beirada da banheira, você pode continuar a montar nele enquanto parece uma sereia sensual.

Posição sexual selvagem
A pleno vapor

A ação

Não subjugue sua energia sexual só porque vocês estão fora de casa. Os carros existem de todas as formas e tamanhos, e, para sua sorte, as posições sexuais também. Assentos reclinados, a música certa, teto solar e couro macio são ótimos ingredientes para o sexo saboroso. Quando não for possível segurar a vontade até chegar em casa, encostem o veículo e experimente os apetrechos do carro que o vendedor da concessionária nunca mencionou.

A execução

Sexo no carro vai fazer seu motor rugir de um modo completamente diferente do que no quarto: o local apertado e o medo de serem pegos no flagra vão fazer as janelas ficarem embaçadas rapidamente.

Direção poderosa

Às vezes, os homens querem que você assuma a direção. Quando ele estiver no banco do motorista, comece a esquentar o clima se inclinando, beijando o pescoço e mordiscando as orelhas enquanto desabotoa a camisa dele.

Esfregue as mãos delicadamente na pele dele até o homem estar formigando de excitação. Quando o motor dele estiver a toda, passe para o banco do motorista com as mãos no volante. Fique de frente para o para-brisa e, lentamente, deslize sobre o pênis dele. Use o volante como apoio enquanto monta nele, dedicando todos os seus cavalos de potência a essa abordagem sexy da cavalgada invertida.

Explorando o banco de trás

Se você acha o banco da frente muito apertado, vá para o banco de trás, a parte onde os atenciosos fabricantes de automóveis convenientemente colocaram um sofá. Coloque seu parceiro sentado no meio do banco, onde você pode montar nele com facilidade. Essa posição dará uma visão completa e um excelente acesso ao seu corpo, onde ele pode segurá-la com força enquanto você o leva à loucura. Além disso, a posição vai permitir que ele a penetre profundamente, e como as costas estarão apoiadas no encosto do banco, seu clitóris vai se friccionar nele enquanto você se mexe. Com as mãos dele nos seus quadris, experimente arquear suas costas o máximo possível, usando os ombros do seu parceiro ou o assento como apoio, de forma que a ponta do pênis dele esfregue a parede interna da sua vagina. Se as janelas estiverem fechadas, vocês vão encher o carro de vapor e suor, o que vai deixar o sexo mais gostoso e escorregadio. Certifique-se de abrir as janelas quando terminarem, para que uma brisa refrescante entre enquanto vocês descansam.

O câmbio

Uma estrada livre é cheia de possibilidades — assim como sexo oral em movimento. Entretanto, seu parceiro já deve ter bastante dificuldade em se concentrar no caminho se você estiver beijando o pescoço dele, então, se fizer sexo oral nele, é provável que ele vá parar na contramão. É melhor fazer isso com o motor desligado, quando ele está livre para recostar a cabeça e ficar feliz de você ter decidido usar o carro. Fazer um boquete sentada no banco do passageiro é um movimento difícil: sua boca fica na perpendicular de onde costuma estar e vai dar a sensação de que o pênis dele não se encaixa como deveria. Para evitar uma mordida acidental, você deve ficar extremamente atenta ao encaixe da boca e ir proceder sem pressa, ou pode colocar os joelhos no chão do banco do passageiro para se aproximar da posição típica de boquete. Assim, ele vai poder puxar o volante — ou seu rabo-de-cavalo — quando você o estiver levando-o à loucura extrema.

REGRAS PARA FALAR OBSCENIDADES

Falar obscenidades é uma das maneiras mais quentes de construir a química sexual com seu parceiro e revigorar o sexo, mas, estranhamente, é uma das coisas básicas que mais causa temor nos casais. Aqui estão as dicas que guiarão você pela arte de falar explicitamente na cama.

"Fique quieto quando não tiver nada a dizer; mas quando a paixão genuína tomar conta de você, diga o que tem a dizer, e diga com paixão."

— D. H. Lawrence

Sim

Tenha autoconfiança. Ninguém espera que você se torne uma estrela pornô da oratória da noite para o dia, mas a autodepreciação e uma linguagem corporal desconfortável enquanto você solta o verbo malicioso não apenas vão fazer o que você diz parecer vazio, como também vão acabar com o clima.

Seja honesto. O modo mais simples de começar a falar obscenidades é pedindo o que quer ou dizendo do que gosta. Elogiar a pessoa é duplamente excitante, e não tem problema nenhum em começar de uma maneira inocente. Falar "adoro te ver em cima de mim" não vai dar a você a coroa da perversão verbal, mas será um bom início de conversa.

Seja descritivo. Quer seja por mensagem de texto ou cara a cara, diga para seu parceiro ou sua parceira o que você quer fazer e o que quer que seja feito com você. Se não estiver pronto para a vulgaridade total, use palavras sensuais e descrições prolongadas enquanto fala. Quanto mais descritiva for, mais perto de realmente sentir vocês ficarão.

Saia da sua zona de conforto. O motivo de falar obscenidades ser uma coisa tão erótica é que a maior parte das pessoas não costuma gritar do telhado de casa que quer foder a parceira até ela cair exausta. Guardar as palavras maliciosas para o quarto ou sussurrar de modo que outros não possam ouvir torna você o tipo de pessoa que pode ser levada para um jantar em família e, depois, estar coberta de prazer. Diga coisas que não costuma falar, seja direto e evite termos infantis como "piru", "xoxota" e "lá embaixo".

Fale palavrões. Se você não costumar xingar como um peão de obra em conversas normais, falar palavrões na cama mostra um desejo visceral e completo pelo parceiro. Sinta-se à vontade para falar palavrões de todas as formas, seja como verbo ("Ah, meu Deus, me COMA."), em um superlativo ("Você tem o pau mais sexy do mundo."), para dar ênfase ("Puta merda, quero entrar nessa porra de boceta molhada.") ou apenas uma exclamação normal enquanto geme em meio ao clímax ("AHH, PORRA!"). Fale palavrões!

Não

Não cometa erros. Se alguma coisa que você quer falar for ridícula ou pode fazer seu parceiro rir na sua cara, não diga. Falar para o amante que ele tem o maior pau que você já viu ou que vai dar a ele o melhor sexo que ele já teve na vida pode muito bem ser completamente falso (se for verdade, seu parceiro dirá isso a você).

Não diga o nome do seu ex. Isso é básico em todas as partes do relacionamento, não apenas na hora de falar obscenidades. Gritar o nome do seu parceiro atual vai deixá-lo muito excitado, mas dizer o nome errado é a maneira mais rápida de receber um objeto da mesa de cabeceira na cabeça ou uma porta na cara.

Não seja literal demais. Dizer para sua garota "vou fazer você revirar os olhos" pode ser totalmente verdade, mas essa imagem pode ser confundida com um ataque epilético — e não vai excitá-la. Concentre-se nas coisas que quer que ele ou ela sinta, e menos no que pode acontecer literalmente.

Não fale o tipo de obscenidade errada. Uma boca suja pode deixar a parceira ou o parceiro tremendo de excitação, mas dizer "vou cagar no seu peito" não é o tipo de vulgaridade que estamos procurando.

Não fale como bebê nem use apelidos para os genitais. Apesar de fazer voz de bebê ser uma coisa fofa quando os dois estão de aconchegos e carinhos, não há lugar para isso na cama. Da mesma forma, chamar o pênis do seu homem de "pequeno soldado" ou algo do tipo vai fazer esse militar recuar para o alojamento. Dar nomes para sua própria genitália é um problema similar. Chamar seu pênis de "Cruzador" ou "Deus do Trovão", ou chamar sua vagina de "Palácio Cor-de-Rosa" durante o sexo é fracasso na certa. Prefira os clássicos como "pau", "caralho" e "boceta", com vários adjetivos excitantes junto.

Capítulo Dois

Quero levar palmadas, baby!

"A dor não é perversa,
a não ser que
nos conquiste."

— Charles Kingsley

"Doce é o prazer
depois da dor."

— John Dryden
Alexander's Feast

Introdução
Os meios e os motivos para o spanking

Antes de existirem salas de brincadeiras sexuais, antes de existirem consolos e antes mesmo de existirem chicotes, havia a palma da mão. Spanking é o primeiríssimo passo para o lado dolorosamente quente do sexo, com detalhes para todos os gostos. Embora todos entendam por que os lados mais doces do sexo fazem com que os indivíduos de sangue quente queiram sempre mais, é um pouco mais difícil imaginar por que um bom açoite teria o mesmo efeito. Na verdade, seu corpo libera componentes químicos como endorfina e adrenalina quando desencadeados por atividade exaustiva, estímulo e até mesmo dor — um trio abundante durante o sexo. Assim, quando o tesão transbordante do seu parceiro for demonstrado pela mão, a combinação de seu desejo e uma pequena onda de dor pode levar seu arrebatamento e um consequente clímax a um novo patamar. Começando com passinhos de bebê (ou talvez palmadinhas de bebê!), este capítulo vai mostrar a você tudo sobre um dos mais excitantes e simples acréscimos ao seu repertório sexual.

A marca da mão

A ação

Se você nunca sentiu o formigar de nádegas que acabaram de levar uma palmada, é melhor começar pelo básico. Não, não o chicote; ainda vamos chegar lá. Primeiro, comece com o que você tem desde que nasceu: suas mãos. Independentemente de você querer dar ou levar as palmadas, usar as mãos é um modo de se conectar com um lado sensual e até mesmo primitivo do sexo. Também pode ser uma maneira incrível de se conectar com a excitação do seu parceiro. Apesar de, na maioria das vezes, o spanking envolver jogos de poder, no meio de uma relação sexual as palmadas costumam ser uma reação — como nossa equipe de cientistas gosta de dizer, a reação de: "Ai, meu Deus, você é demais, preciso apertar ou bater em alguma coisa!" Seja lá qual for sua preferência, fazer isso só com as mãos vai inspirar um lado novo da sua vida sexual que é sensualmente pulsante. Portanto, aqueça essas mãos ou levante o bumbum, e que as palmadas comecem!

A execução

Com os estágios iniciais do spanking, é preciso experimentar a água antes de pular nela. Se você quer dar palmadas e não sabe se sua parceira deseja experimentar spanking com você e tem medo de levar sermão, experimente um aquecimento na próxima vez em que ela estiver por cima. Acaricie ou massageie um pouco a bunda dela, e quando estiver se sentindo particularmente excitado, dê uma leve palmadinha no bumbum — mas não tão leve assim. A linguagem corporal (ou ela gritando seu nome) deve ser sinal que indique se você tem carta branca ou se deve parar imediatamente.

Quando você tiver a carta branca, trate o spanking como um doce. Se apreciar muito pouco, perderá boa parte do sabor. Se exagerar, estragará seu apetite e talvez nunca mais possa voltar à loja de doces. Incorpore encontros entre a palma da mão e a bunda quando as coisas estiverem particularmente ardentes. Isso vai levar o êxtase de vocês dois para o céu. Você pode bater várias vezes seguidas com um ritmo lento e firme, com a palma aberta ou a mão ligeiramente curvada. Isso pode acontecer com a vítima por cima ("Ao Alcance da Mão") ou de quatro, que oferecerá uma ótima visão da marca vermelha que você vai deixar no bumbum da parceira.

As nuances sutis de pedir para levar palmadas não são muito diferentes das de pedir para dá-las. Se você e seu parceiro têm boa química sexual, é provável que o risco de pedir valha a pena. Declarar "quero que você bata em mim"

"Nenhum homem de mãos vazias pode atrair um pássaro."

— Geoffrey Chaucer
Os contos de Canterbury

enquanto vocês estão jantando com seus sogros pode não ser a melhor maneira, mas beijar o pescoço do seu parceiro e sussurrar no seu ouvido enquanto você está montada em cima dele na cama, sim. Se você não ficar à vontade para pedir de forma direta, coloque as mãos dele nos seus quadris durante o sexo e, lentamente, faça com que cubram ou apertem sua bunda. Prossiga até o ponto de pegar as mãos do parceiro e bater você mesma. A essa altura, ele ou ela já deve conseguir perceber o que você está dizendo: "Quero levar palmadas, baby!"

Acessórios

A ação

Depois de você e seu parceiro aprenderem o básico sobre como usar a mão, é hora de utilizar um acessório. Um brinquedinho para o spanking vai aumentar sua capacidade de dar uma boa palmada ou vai intensificar as que você está prestes a levar. A cada bom açoite na bunda, mais sangue vai fluir para as terminações nervosas de cada lado, o que também significa que mais fluxo sanguíneo e mais impacto são enviados para as terminações nervosas e extremamente sensíveis que moram entre os dois lados. Incorporar acessórios é uma maneira excitante de dar vida ao sexo, não apenas por ser uma coisa nova, mas também porque envolve planejamento. Apesar de não devermos ignorar o sexo espontâneo, existe algo inegavelmente sexy em saber que seu parceiro pensa em transar com você com tanta frequência que ele ou ela saiu e comprou um brinquedo.

A execução

Os acessórios que você e seu parceiro usam não precisam necessariamente ser caríssimos ou excêntricos. Você pode usar objetos de casa que se tornaram clássicos com o tempo, como a escova de cabelo e a raquete de pingue-pongue. Os dois são fáceis de usar e, além de serem ótimos para bater, não vão fazer com que a vítima tenha medo de se sentar por uma semana. A raquete de pingue-pongue costuma ser coberta de uma camada fina de couro ou borracha, que fazem com que cada golpe termine com uma batida seca. A escova de cabelo é mais multifacetada. O lado plano da escova vai causar o mesmo impacto da raquete, enquanto o lado das cerdas (sejam elas feitas de pelos ou de plástico com bolinhas nas pontas) vai acrescentar uma sensação de espetada que irá incrementar cada encontro com o traseiro.

Se você está procurando uma desculpa para comprar acessórios, há palmatórias à venda que vão levar sua sessão de spanking de um ponto docemente sensual ao cruelmente perverso. Para o primeiro efeito, experimente uma palmatória coberta de pelos. Os pelos por cima da superfície firme amenizam o ardor das batidas e também podem ser usados para massagear, acariciar e seduzir a vítima durante o uso. Se você prefere algo dez vezes mais intenso, palmatórias com bolinhas em alto-relevo são a abordagem mais radical para a boa palmada. As bolinhas criam mais pontos de pressão que aumentam a mistura sexy de prazer e dor. Com essas ferramentas no seu cinto (você também pode usar um!), suas armas de executor sexy e erótico estão bem encaminhadas!

Me dê uma lição

A ação

Um arsenal de técnicas de spanking deve ser acompanhado de um pouco de encenação. Esteja você usando roupa de couro de dominatrix, de policial sexy, de enfermeira gostosa ou de [insira a profissão aqui] pervertida, as encenações dão uma injeção de adrenalina às suas escapadas sexuais. A chave para essas brincadeiras é fazer coisas que você não faria no dia a dia, principalmente se tiver um toque apimentado e parecer um pouco errado. Claro, talvez você não faça caminhadas no mato normalmente, mas brincar de amantes apaixonados em um campo de lilases ao pé da montanha não é exatamente o que você está procurando para apimentar seus encontros de luxúria (a não ser que envolva cordas e mosquetões). Portanto, seja a menina má ou o rapaz ousado, e vá atrás do Oscar em sua próxima atuação.

A execução

Para simplificar, vamos fingir que você e seu parceiro queiram executar a fantasia da estudante pervertida. Pode parecer muito lugar-comum, mas existe um motivo para o clipe "Baby One More Time", da Britney Spears, fazer tanto sucesso: é excitante. Essa fantasia não apenas é super sexy, como também é uma forma fácil e barata de fazer o seu sangue e o do seu parceiro pulsarem.

    Primeiro, escolha o figurino. Comprar uma saia de colegial pela internet é fácil; mas, se você não quiser fazer isso, procure por um brechó ou uma loja ousada no seu bairro. Quando tiver a roupa em mãos, você estará quase pronta para aquele especial depois das aulas. Coloque uma tradicional blusa branca e justa de botão para acompanhar a saia, ou uma camiseta ou mesmo um casaco que você já possua, um par de meias até os joelhos e sapatos de salto alto — preferivelmente do tipo boneca. Acrescente um rabo de cavalo ou trança, e você virou uma estudante sexy.

    Manter o personagem é um dos desafios mais importantes da encenação. Falar "isso é bobagem" ou "me sinto idiota" com uma linguagem corporal tensa é a maneira mais rápida de tirar nota zero na prova. A confiança é sexy; portanto, tome as rédeas da sua parte da brincadeira, seja ela a de estudante pervertida ou do professor com quem ela vai ficar depois da aula. Use as dicas do Capítulo 1 para falar obscenidades e fazer a cena se desenrolar: morda o lábio e diga para o "professor" o quanto você precisa treinar para a prova oral, ou dê um castigo físico em sua aluna por não entregar o dever de casa no prazo. Estar na escola nunca foi tão bom!

"Você me faria
a grande
gentileza,
　madame,
de me permitir
　　morder
　　e beliscar sua
adorável carne
enquanto
estou te fodendo?"

— Marquês de Sade
A filosofia na alcova

Nenhum cenário de estudante pervertida — nenhum cenário de encenação, para falar a verdade — estaria completo sem uma boa dose de spanking. O objetivo é ser má para que a palmatória, a régua ou a prancheta sejam usadas na detenção. Coloque sua aluna sobre os joelhos e a castigue por ser respondona, e peça que ela conte as palmadas e o chame de senhor enquanto você bate. Saias de colegial são curtas por um motivo, então faça bom uso delas! Puxe a saia para cima e use seu grosso dicionário para que ela se lembre por que ficou de castigo depois da aula. O rabo de cavalo também não é só enfeite. Esteja você puxando o cabelo dela ou recebendo os puxões de cabelo, um pouco de agressão animalesca vai deixar a cena ainda mais pervertida. O rabo de cavalo é o penteado perfeito para uma montada por trás, então puxe-a pelas rédeas e bata na bunda dela para colocá-la em movimento.

Incremente seu desempenho: compre acessórios adicionais para spanking e procure incorporar papéis diferentes, mesmo que signifique que ela será a operária de obras que assovia e ele seja o pedestre inocente. Divirta-se com seu lado perverso e quebre as regras!

Chicoteie-me delicadamente

A ação

O ato de chicotear leva o uso de acessórios a um nível mais alto (ou a cinco níveis mais alto). Um chicote típico é um dispositivo de spanking que tem um cabo com tiras presas nele, em geral do mesmo comprimento. Essas tiras podem ser feitas de couro, borracha, plástico, corda, pelos de cavalo, correntes ou outros tecidos, e podem ser usadas de uma variedade de formas ao longo de sua perversa sessão de spanking. Os chicotes podem ser usados para disciplinar seu parceiro desobediente ou para levar seus limites mais longe do que você julgava possível, e ainda mais um pouco. Esse tipo de brincadeira erótica é o destino perfeito para os viciados em endorfina. Quanto mais dor você recebe através do chicote do seu parceiro, mais endorfina você ganha com essa doce libertação. De punição e brincadeiras de dominação a chicotear por impulso, esse método de prazer indecente faz até a Mulher-Gato ronronar.

A execução

O chicote é usado com mais frequência para "disciplinar", com a vítima deitada de barriga para baixo ou por cima de uma cadeira, mesa, travesseiro ou até mesmo um banco próprio para esse fim. O açoite pode ser administrado com movimentos rápidos, que vão atingir consistentemente a pele até sua parceira gritar de excitação. Para fazer seu golpe arder mais, incorpore um ritmo mais intenso e lento, que vai provocar golpes mais firmes e aumentará a expectativa antes de cada impacto. Antes, depois ou entre açoites, arraste de leve as tiras do chicote pela bunda da parceira ou pela área a ser açoitada, para fazer cócegas e provocar. Isso vai oferecer um alívio entre golpes e também deixará sua parceira formigando e arrepiada, esperando a próxima rodada.

Saber que regiões açoitar é extremamente importante. De modo geral, as áreas que imploram para serem chicoteadas são a parte de trás das coxas, os ombros e, é claro, o traseiro. A não ser que você e seu parceiro achem que uma visita ao pronto-socorro ou a uma cela de cadeia é superexcitante, é importante ficar longe da cabeça, do rosto, do pescoço, da coluna e de tecidos macios como a barriga, onde há tantos órgãos importantes. Chicotadas podem ser super sexy, mas é importante usar os brinquedos com segurança!

Perdoe-me pelo detalhe sórdido, mas é essencial manter seu chicote limpo. Chicotear não é coisa para os fracos de... bem, para os fracos. Portanto, se suas sessões são especialmente intensas, esteja preparado para marcas e até mesmo para machucados na pele e sangramentos. Nunca use um chicote não lavado com mais de um parceiro, e, quando você limpá-lo após cada uso, utilize desinfetantes como sabonete antibactericida, limpador de couro e água sanitária, dependendo do material do chicote. Quando cumprir essa etapa, é hora de começar de novo!

O POSTERIOR PÓS-PALMADA

A ação

A cada boa sessão de spanking, é preciso haver um cuidado posterior igualmente bom. Brincar de dar ou levar palmadas serve para testar seus limites físicos e revigorar sua sexualidade, para encontrar novas maneiras de se unir ao seu parceiro e, naturalmente, para dar prazer. A melhor experiência com spanking não deve deixar você ou seu parceiro tremendo em um canto do quarto depois de terminada. Se você está atrás de uma abordagem sem limitações de spanking e BDSM, então a massagem no final é obrigatória no fim das deliciosas sessões de palmadas e também para acalmar as partes rosadas.

A execução

Não há nenhuma dúvida, spanking é ótimo. Entretanto, a marca deixada nos seus ou nos glúteos do parceiro — seja ela no formato de uma mão vigorosa, da ponta de um chicote de montaria ou a palavra "PUTA" feita por uma palmatória particularmente pervertida que você comprou — vai precisar de atenção. Coloque a vítima deitada na cama, no seu colo ou em outra superfície macia e faça carícias leves ao longo das costas, depois nas coxas e lentamente comece a massagear o traseiro nu. Se você ainda tiver vontade de continuar com a encenação, diga para a vítima que ela se saiu muito bem e merece a massagem que está recebendo — qualquer coisa negativa está incluída na regra das coisas a não serem ditas quando falar obscenidades. Esfregue óleos de massagem ou cremes calmantes em áreas que receberam maior atenção durante o spanking. Se você desconfia que vai ficar um hematoma (ou se já consegue vê-lo), a massagem vai reduzir a dor e aumentar a circulação. O cuidado posterior não é apenas por causa da dor física dos golpes, é também importante emocionalmente. Se suas aventuras no universo do spanking são particularmente intensas, a vítima pode precisar de afeto e lembretes de seu valor. Qualquer jogo de poder e possivelmente degradação precisa ser interrompido assim que vocês terminam, para não haver confusão emocional.

    Quando for escolher os óleos de massagem e cremes, é importante saber o que está procurando. Se você gosta de produtos naturais, óleos essenciais, como o de eucalipto, despertarão a pele, enquanto o de jasmim e o de lavanda serão mais calmantes. Mas atenção: se você os comprou na forma pura, será necessário diluir em óleos-base, como amêndoa ou gergelim, porque altas doses podem ser tóxicas ou até mesmo fatais (leia os rótulos!!!). Para não ter essa preocupação, simplesmente compre óleos de massagem aromatizados em lojas de artigos de banho. Escolha aromas que não sejam fortes demais e evite óleos e cremes que contenham álcool, porque eles ardem — e não de uma maneira sexy. Alguns dos melhores elixires de massagem são os que contêm aloe vera, manteiga de karité, vitamina E e também os óleos que esquentam. A sensação morna vai acalmar a pele e ajudar os dois a relaxarem depois de tanto trabalho árduo. Com sorte, sua massagem será tão relaxante e sensual que você pode até conseguir um final feliz!

Brinquedos que seus pais nunca compraram para você

Para os curiosos, eis uma lista de acessórios que vão deixar você se coçando por uma boa sessão de spanking!

Chibata de penas: uma maneira sedutora e ardente de começar uma brincadeira ousada. A chibata de penas é a versão sexy e mais colorida (e limpa) do espanador de empregada francesa. Use-a para provocar e atormentar seu parceiro até ele ou ela estar se contorcendo por você!

Chicote de montaria: como os que vemos em competições no jóquei, o chicote de montaria é ferramenta-padrão em atividades BDSM. Uma longa haste com cabo e a ponta com um pequeno pedaço de couro que vai chamar sua atenção ao encostar em você.

Vara de plástico ou madeira: melhor usada para punição corporal em seu amante, a vara costuma ser leve e flexível. É uma ferramenta que você pode ouvir quando está chegando.

Palmatórias: há dezenas de diferentes tipos de palmatória, que são pedaços longos e achatados de madeira (às vezes, encapadas com vinil ou couro) ou de plástico, com cabos curtos. Palmatórias cobertas de pelos tornam o golpe mais suave; palmatórias com tachinhas provocam ardor e calor; palmatórias com orifícios vão esquentar seriamente o ambiente; e palmatórias com alto-relevo deixam marcas que vão de coraçõezinhos fofos a palavras como "AMOR" ou "PUTA".

Chicote de nove tiras: um tipo de chicote com uma haste e longas tiras de couro para um golpe certeiro.

Rabo de gato: também na categoria dos chicotes, tem cabo de couro com tiras trançadas terminadas em um nó, com tiras menores saindo dos nós. Esse chicote é para um tipo sério de BDSM.

Luvas de spanking: para aumentar a intensidade do contato, luvas de couro próprias para spanking vão proteger suas mãos do ardor e irão aumentar a sensação do impacto em seu parceiro. Algumas luvas são cobertas de pontinhos em alto-relevo para tornar a palmada ainda mais intensa.

Saia de couro para spanking: para a sedutora do spanking, essas saias de couro macio são feitas para parecerem saias sensuais que vão até os joelhos quando vistas de frente, mas deixam a parte de trás completamente nua (para facilitar o acesso). Tiras de couro seguram a saia no lugar e criam um visual excitante de bondage.

Capítulo Três

Me amarre!

"Você é, para mim, um deliciosos tormento."

— Ralph Waldo Emerson

"O cupido mata alguns com flechas, outros com armadilhas."

— Shakespeare
Muito barulho por nada

Introdução
Por que amarrar?

Brincar de amarrar com seu parceiro ou sua parceira exige muita confiança, mas pode tornar tudo muito mais sexy! Parte da diversão do bondage é a sensação de aventura com um toque de encenação. Amarrada e indefesa, você pode incorporar a donzela em perigo. Ou você mesma pode usar as cordas para amarrar e fazer o papel da vilã!

O elemento mais importante do bondage é a percepção do controle. Seus nós não precisam ser perfeitos: você não está amarrando um veleiro, e seu parceiro não vai sair flutuando pela maré. Mas você deve amarrar o outro de forma que a sensação seja real; como no bom teatro, para conseguir o melhor efeito, todo mundo tem que entrar na brincadeira. Só que seria difícil se envolver na história se os atores estivessem com espadas de papelão. Do mesmo modo, você se sentiria idiota se debatendo com sensualidade em cordas frouxas. Assim, escolha os acessórios pensando no estilo e siga o roteiro!

Vamos falar sério por um momento. Sexo é uma coisa maravilhosa, mas acidentes relacionados a sexo são terríveis. Portanto, não seja tolo: planeje tudo com antecedência e nunca deixe uma pessoa amarrada sozinha. Sempre tenha uma forma de libertar seu parceiro rapidamente, em caso de incêndio, enchente ou apocalipse zumbi. Só aceite esse tipo de brincadeira com parceiros que você sabe que vão desamarrar você, e sempre respeite os seus limites e os do outro.

Olha, sem as mãos!

A ação

Amarrar o parceiro não tem como objetivo apenas mantê-lo imóvel; ao prender os pulsos, você impede o uso das mãos para qualquer coisa! Prender as mãos do outro passa uma poderosa mensagem de que você está no controle e decide o que acontece. Essa mensagem é tão visual e simbólica quanto é "real". Dessa forma, mesmo com esse gesto simples, você tem mil maneiras de personalizá-lo.

A execução

Sentados, em pé, inclinados por cima do sofá ou apoiados contra os fundos de um elevador, vocês podem fazer esse jogo em qualquer lugar; a única regra é que um de vocês não pode usar as mãos! Pense nisso como um treino para o bondage, ou como o bondage em sua menor unidade. Simplificando, um de vocês tem que ficar com as mãos impedidas de agir. É possível fazer isso de várias maneiras: enquanto estiver por cima, segure as mãos do parceiro com as suas, ou mande que ele fique com as mãos acima da cabeça sob ameaça de punição. É claro que, para a verdadeira sensação de bondage, você precisa de algum tipo de limitação física — uma gravata, talvez?

Você pode amarrar os pulsos com as mãos posicionadas de maneira a encostar uma palma na outra, ou com os punhos cruzados. Com as palmas juntas, a pessoa amarrada pode se mexer e se ajeitar caso o nó fique muito desconfortável, mas alguns preferem o visual mais elegante dos punhos cruzados. Dependendo das atividades que tem em mente, você pode decidir amarrar as mãos na frente do corpo ou atrás. Mãos amarradas na parte de trás tornam a situação mais difícil: a posição afeta seu equilíbrio e torna você mais suscetível a quedas, o que também gera uma maior sensação de vulnerabilidade (e faz você empinar o peito um pouco, o que seu parceiro pode apreciar como um detalhe adicional!). Se vocês forem andar pelo quarto, talvez seja melhor deixar as mãos amarradas na frente; assim fica mais fácil na hora de se posicionar para um boquete ou para tirar o cabelo do rosto — mas ainda não o bastante para ter o controle. Essa sensação de estar indefeso é o outro lado da moeda da sensação de poder que você tem quando amarra o parceiro, mas, como descobrimos com o spanking, a pessoa que está no controle não é a única que aprecia o jogo!

Amarrado e provocado

A ação

Tudo bem, é ótimo amarrar o parceiro e tal, mas e depois? Você quer mudar as coisas, não fazer o mesmo sexo de sempre com alguns acessórios a mais. Quer aproveitar a situação ao máximo, e a melhor maneira de fazer isso é com toques bem localizados. O objetivo é duplo: você quer levar o outro à loucura com carícias suaves que quase — mas não ainda! — o fazem ver estrelas e quer ostentar sua posição de poder demorando o tempo que quiser e colocando as mãos em todo o corpo da sua vítima.

A execução

Para isso, você só precisa de um parceiro e alguma coisa para amarrá-lo. Há muitos objetos em casa que podem ser usados para isso: echarpes, cintos e gravatas funcionam muito bem, principalmente no início, assim como ataduras elásticas, algemas de pelúcia e assim por diante! Comece aos poucos, até saber com o que você e seu parceiro se sentem à vontade. Se decidir usar alguma coisa que se prenda com firmeza — como lacres de plástico, cordas ou barbante — certifique-se de ter uma tesoura por perto caso precise soltar a amarra rapidamente. Pulsos e tornozelos são as partes mais prováveis de se prender, mas tome cuidado, pois as duas áreas são cheias de terminações nervosas, tendões e artérias. Não deixe que as amarras interrompam a circulação, e se você vai botar algum peso ou pressão nelas, espalhe o peso, amarrando pontos múltiplos no mesmo membro. Se o objetivo é aumentar a perversão ao máximo, você também pode comprar algemas e cordas feitas especialmente para o bondage, tendo em mente a segurança e o estilo. Elas existem em uma variedade de materiais e mecanismos. Prenda bem as amarras, mas sempre deixe um pouco de liberdade de movimento, para que o outro fique confortável e consiga mexer os pulsos. Seu parceiro também pode gostar que as amarras sejam colocadas de forma que ele tenha um apoio, alguma coisa em que segurar em meio aos ímpetos de paixão.

Quando seu parceiro estiver seguramente amarrado, não vá direto para as zonas erógenas; em vez disso, toque-o e beije-o lentamente pelo peito, descendo até o abdômen. Essa área por si só já é muito sensível, e tem soberania sobre as partes sexuais. Passe algum tempo ali, mas não fique tentada a descer mais. A intenção é que a gratificação para você e seu parceiro demore, então não vá direto para o gol (ou para a cesta... Seja como for, esqueça os esportes, só não deixe ninguém gozar ainda). Você pode provocá-lo com carícias suaves ou encostando "acidentalmente" nas partes sexy do seu parceiro, mas não passe muito tempo em nenhuma delas. Mova-se lentamente e enfatize seu controle da situação, tocando o parceiro de maneiras imprevisíveis e prolongando as preliminares. Lembre-se, não é apenas uma desculpa para você passar a mão em uma pessoa indefesa (embora você possa fazer isso também): toque nele da maneira que sabe que ele gosta — e se você não tem certeza de como é isso, essa é a hora de descobrir! Depois de um pouco mais de provocação, você pode ter pena dele e começar a gratificação que estava guardando para depois! Como antes, não passe muito tempo em nenhuma parte, mas mude seus movimentos assim que seu parceiro parecer se acostumar com o que você está fazendo. Quando ele estiver se contorcendo de prazer, você pode escolher como quer encerrar o ato, com um boquete irresistível, uma cavalgada rápida e furiosa ou de qualquer outra maneira — você decide!

Amarrado e massageado

A ação

Massagens são um clássico ato sexy e são praticadas até mesmo nos quartos dos casais mais inocentes. São muito excitantes: a sensação da pele na pele, gemidos suaves de prazer, o fato de o processo todo ser muito físico — tudo nelas é uma ótima maneira de apimentar o sexo. Quando você acrescenta um pouco de bondage à mistura, a combinação pode ser explosiva! Assim como a técnica de "amarrar e provocar", essa dica é pura questão de controle. Você detém o poder sobre o corpo do seu parceiro, e, para a sorte dele ou dela, está planejando ser legal — por enquanto! Você pode se excitar tocando em seu parceiro indefeso e sendo um pouco ousado nos apertos, mas a verdadeira diversão é ver de quantas maneiras você consegue fazê-lo implorar por mais!

A execução

A essa altura, você já deve ser profissional em amarrar seu parceiro. Para essa brincadeira, é importante manter as amarras frouxas e confortáveis — você quer que ele preste atenção ao que você está fazendo, e não que se distraia com uma corda cortando-lhe o pulso. Você pode amarrá-lo deitado de barriga para cima ou encontrar uma maneira confortável de prendê-lo de forma que você tenha acesso total à parte de trás do corpo.

Você pode criar um clima com truques antigos, como baixar a luz, colocar música suave e acender velas. Óleos de massagem também dão um belo toque, ou você pode usar um creme de cheiro gostoso. E lembre-se de que um óleo de massagem funciona em mais locais do que apenas as costas!

Para começar, aqueça as mãos, com ou sem o óleo de massagem, e toque delicadamente no parceiro. Faça uma pequena pausa e inicie sua massagem. Comece beijando seu parceiro e trabalhe com as mãos na parte de trás da cabeça.

Enquanto o beija, pressione os dedos gentilmente pela coluna, começando pela nuca. Essa área é cheia de nervos sensíveis e pontos de pressão; junto com seus beijos, esse toque suave deixará vocês dois no clima certo. Não passe muito tempo ali, porque, embora seja muito gostoso, massagem demais nessa área pode deixar seu parceiro com dor de cabeça ou com a nuca dolorida. Conforme você se desloca para baixo, concentre-se nos músculos maiores, como nos braços e ombros. Certifique-se de alternar entre massagens firmes nas áreas maiores e toques suaves em outras áreas sensíveis como os pulsos, as mãos e os pés. Você pode ser mais firme e forte (já que é *você* que está no controle), mas tome cuidado para não machucar seu parceiro; uma massagem firme é excitante, mas um músculo dolorido ou um nervo pinçado, não. Preste atenção aos ruídos que ele emite. Você sabe quais são os sons que ele faz quando está gostando, então procure pelos suspiros ou gemidos que comprovem que você está no ponto certo. Você pode prolongar a massagem pelo tempo que quiser, e depois pode decidir terminar a brincadeira usando as mãos, a boca ou montando nele até o clímax final.

CONTENÇÃO PELAS AMARRAS

A ação

Há muitas maneiras de amarrar seu parceiro, mas nada se compara à tradicional e aprovada posição spread-eagle —

de braços e pernas abertos e estendidos. É uma posição confortável, que não exige nenhuma contorção estranha do corpo, mas deixa o parceiro amarrado acessível e à sua mercê. Grande parte da diversão vem do visual da posição em si. A imagem perfeita do efeito dessa posição pode ser intensa porque suas mãos e pés estão presos, mas isso só torna o resultado final ainda mais explosivo!

A execução

Essa posição é fácil para qualquer pessoa que tenha uma cama grande com cabeceira. Entretanto, se sua alcova ainda está sendo construída, você pode fazer algumas mudanças para usar qualquer quarto. É possível comprar puxadores de gaveta baratos ou até alguns parafusos com anel, e prendê-los à base da cama ou na parede atrás dela, em locais perfeitos para proporcionar essa posição. Talvez você não queira fazer isso se tem medo de ser descoberto, mas, dependendo de onde são instalados, os pequenos ganchos não ficam muito evidentes. Para uma opção mais sutil, você pode investir em um conjunto de lençóis feito especialmente para o bondage, com aros embutidos, ou pode conseguir um efeito similar se passar uma corda por baixo do colchão. Seja criativo e você encontrará uma boa solução para sua situação.

Seja em ganchos ou na cabeceira, seu próximo passo é amarrar. Cada mão é atada separadamente à cama ou ao gancho, e os tornozelos ficam presos com as pernas bem afastadas. Se é você que está sendo amarrado, certifique-se de estar à vontade, porque vai ficar assim por algum tempo! Nessa posição, a pessoa amarrada tem ainda menos controle físico sobre a situação — o que pode ser muito excitante! Mas lembre-se: mesmo que esteja amarrado, você pode ajudar a controlar a ação com dicas verbais. Isso é especialmente divertido e útil quando o casal está começando, porque você precisa pensar no que quer e onde quer, e depois botar isso em palavras. Quando você ficar mais à vontade, poderá mudar as regras e deixar seu parceiro encontrar o caminho para enlouquecer você.

Brincando juntos: amarrar na posição sentada

A ação

Fazer sexo amarrado à cama é excitante, mas ainda assim é… sexo na cama. Há muitas outras peças de mobília onde você pode usar amarras! Cadeiras são ótimas e dão a você uma experiência diferente da de ficar preso à cama — o parceiro amarrado permanece sentado e pode olhar ao redor, mesmo estando firmemente preso.

A execução

Há diversas formas diferentes de se amarrar alguém a uma cadeira, e elas costumam depender do tipo de cadeira que

"O único jeito
    de se livrar de
uma tentação
   é ceder
   a ela."

— Oscar Wilde
O retrato de Dorian Gray

você tem em mente. Cadeiras de cozinha costumam ter muitos vãos e varetas onde você pode prender amarras, e são feitas de madeira sólida ou outros materiais fáceis de limpar após a diversão. Cadeiras com braços são boas para amarrar os pulsos, mas essa configuração pode limitar o acesso e o movimento mais do que você gostaria. Com uma cadeira sem braços, você fica com os pulsos presos nas costas ou nas laterais. Prender os pés é fácil: os tornozelos podem ser amarrados às pernas da cadeira ou um ao outro, com os joelhos unidos ou afastados, dependendo do que você planejou! Só um lembrete: quando vocês estiverem fazendo bondage com móveis pequenos como cadeiras, certifique-se de colocar a cadeira em uma superfície sólida e tome cuidado para que ela não caia durante a aventura.

Como a posição sentada dá ao parceiro um bom campo de visão, use isso a seu favor e faça um show. Você tem plateia, então aproveite. Você pode fazer uma lap dance sensual ou um strip-tease, ou vestir uma fantasia ou acessórios sexy e curtir o fato de que seu parceiro só pode olhar, mas não tocar! Ao contrário das sugestões anteriores, nas quais você queria que seus toques fossem surpreendentes e inesperados, aqui você quer telegrafar seus toques, para que seu parceiro saiba que "vou tocar em você aqui… porque eu quero e pronto!".

O lado ruim da posição da cadeira é que ela limita o acesso à maior parte das áreas sexuais, principalmente se a pessoa amarrada for uma mulher. Você pode contornar isso deixando a cadeira para as preliminares e ativando o botão de ejetar (ou simplesmente desamarrando os nós) antes de chegarem ao clímax, ou pode ser extremamente criativo e um pouco flexível. Se seu parceiro for homem, seu trabalho é um pouco mais fácil. Você pode pagar um boquete de fazer o chão tremer — e ele vai ver esse espetáculo da primeira fileira. Se sua cadeira for forte, você pode subir nela e curtir um pouco de sexo cara a cara.

DE JOELHOS

A ação

O bondage se resume a poder e controle, então que maneira melhor de demonstrar isso do que deixar você de joelhos? Ajoelhar é um poderoso símbolo de submissão — assim, essa posição será ainda mais excitante para o parceiro amarrado, que pode brincar de estar indefeso e dominado, e para o parceiro dominador, que aprecia a demonstração de subserviência de uma posição mais alta.

A execução

Há muitas maneiras de amarrar seu parceiro de joelhos. Não é preciso atar o corpo inteiro — você pode usar as técnicas mencionadas anteriormente para prender os pulsos dele e dar a ordem para que se ajoelhe, ou pode guiá-lo/posicioná-lo fisicamente usando suas mãos. Esse tipo de brincadeira tem potencial para ser extremamente sexy se acompanhada da postura submissa. Se a ideia é amarrar completamente, você pode experimentar uma variação da posição hogtied, da qual falarei mais depois. Para isso, faça com que o parceiro amarrado se ajoelhe em uma posição confortável, com as mãos nas laterais do corpo. Em seguida, amarre cada pulso no tornozelo correspondente (o esquerdo no esquerdo etc.), deixando corda o bastante para que a pessoa amarrada ainda consiga ficar de joelhos de maneira confortável, mas não tanto a ponto de conseguir usar as mãos. Essa posição pode fazer com que a pessoa que está amarrada perca o equilíbrio, e, com as mãos presas, ela não vai conseguir impedir uma queda; então, mantenha uma das suas mãos nela para dar apoio e nunca a deixe sozinha.

A posição de joelhos é boa de ver e coloca o parceiro amarrado na altura certa para o sexo oral. Se você tiver dificuldade em fazer isso confortavelmente com uma pessoa de joelhos e a outra de pé, experimente usar cadeiras diferentes ou se sentar na beirada da cama. Independentemente de como você fizer acontecer, essa posição traz o bônus duplo de ser excitante visualmente e oferecer um ótimo posicionamento.

Trabalho complexo com cordas

A ação

Se as cordas o deixaram animado, você está com sorte! Há quase um número infinito de formas de amarrar alguém, desde que você tenha bastante corda e um parceiro disposto a fazer isso. Diferentes configurações do bondage funcionam para diferentes tipos de jogos e posições. Em todos os casos, a diversão está no jogo de poder, mas também em parte na encenação. Um nível avançado do bondage aumenta a intensidade nos dois aspectos: com essas técnicas, o parceiro no controle tem ainda mais controle, e o que está amarrado tem ainda menos, e menos chance de movimento também. O uso avançado de cordas também cria um ótimo visual e é mais intenso, o que multiplica o efeito. Os mesmos avisos de antes acompanham essas dicas: seja inteligente, use o bom-senso e não deixe seu parceiro amarrado sozinho. Como essas dicas envolvem mais corda cobrindo mais partes do seu corpo, elas podem ser um pouco mais perigosas do que as para iniciantes. Mas, quando usadas com segurança, essas técnicas podem tornar seu encontro sexual incrivelmente pervertido e divertido!

A execução

Hogtied

Você provavelmente já ouviu falar em hogtied, pois este é um termo razoavelmente comum para se referir a amarrar completamente uma pessoa. Nesse caso, o hogtied é um arranjo específico no qual os pulsos e os tornozelos da pessoa são presos e unidos com uma corda, na frente ou pelas costas. Essa posição impede o parceiro amarrado de se mexer. Primeiro, amarre os pulsos do parceiro bem juntos, e depois os tornozelos. Em seguida, pegue outra corda e passe (ou conecte de alguma forma) pelas cordas ao redor dos pulsos e tornozelos. Ajuste essa corda para que puxe os pulsos e tornozelos para mais perto uns dos outros, até o ponto máximo de ainda ficar confortável. Agora, avalie seu trabalho: você tem um presente bem embrulhado à sua frente! Você pode não conseguir fazer sexo com seu parceiro nessa posição, mas é uma ótima forma de preliminar ou de encenação de dominador e submisso.

Frogtied

O frogtied é uma versão mais utilitária do hogtied, que dá acesso aos órgãos sexuais do parceiro amarrado — o que permite que você aprecie essa posição para o sexo oral, usando brinquedos eróticos ou de diversas outras maneiras. Há algumas variações para essa posição. A técnica mais avançada envolve amarrar os tornozelos e panturrilhas aos quadris, para que os joelhos fiquem flexionados (aparentemente, como os de um sapo) e a pessoa atada não consiga se mover. O modo mais simples de conseguir essa posição é amarrando cada pulso ao tornozelo correspondente. Dessa forma, quem for amarrado tem mais espaço para se contorcer do que na versão mais hardcore, porém, além de ser uma posição mais facilmente executada, a pessoa também ficará mais confortável. Essa técnica é ótima porque funciona com várias posições diferentes. O parceiro amarrado pode ficar deitado, mantendo os braços ao lado do corpo, o que puxa os tornozelos para trás e os separa, ou pode se sentar ou ser colocado recostado em uma cabeceira.

Uma versão mais difícil dessa técnica é a posição leapfrog. Essencialmente, é o frogtied com o parceiro amarrado deitado de bruços. Essa posição pode ficar dolorosa rapidamente, portanto não planeje passar muito tempo nela, pois força demais o pescoço e os ombros. Para conseguir executá-la, faça o parceiro a ser amarrado ajoelhar na cama (se você está fazendo isso em outro lugar sem ser o quarto, certifique-se de estar em uma superfície macia e confortável, senão vai doer!). Puxe cada braço para baixo e coloque-os entre as pernas, amarrando-os ao tornozelo correspondente (direito ao direito etc.). Quando isso estiver feito, o parceiro amarrado vai estar deitado com a cabeça e os ombros pressionados contra a cama, com a bunda no ar. É uma posição excitante para o spanking ou sexo anal, e tem um aspecto muito sexy!

Balltie

Essa posição é muito simples e fácil de fazer, e funciona com tantas posições sexuais diferentes que é surpreendente não ser mais conhecida. Deite-se de costas na cama e puxe as pernas até o peito, como se estivesse se encolhendo como uma bola. Passe os braços ao redor das pernas e peça para seu parceiro amarrar seus pulsos um ao outro. Voilà! Com um pequeno pedaço de corda, você agora é uma imobilizada bola de sexo! Essa posição deixa sua bunda e o resto das partes íntimas expostas, tornando esse o truque perfeito para o bondage pré-spanking.

Mais opções de amarração

Agora que lhe mostrei as cordas, sinta-se livre para ser criativo com outros excitantes equipamentos do bondage. Afinal, aquela gravata velha que você sempre usa pode estar ficando meio puída...

Couro

Tiras de couro são confortáveis e fortes, têm um belo brilho e um visual que deixa claro que você não está de brincadeira. Acessórios podem fazer uma grande diferença na atividade do bondage, pois ajudam você a entrar no espírito. Portanto, levar couro para cama pode ser ainda mais travesso!

Utensílios básicos de couro incluem algemas, coleiras e outras peças sexy e populares, como sutiãs e espartilhos. Essas peças podem ser úteis em jogos de bondage, pois costumam ter tiras que facilitam prendê-las em outras coisas. O grande benefício de acessórios de couro é o visual: couro é muito sexy. E, se um de vocês dois se preocupa com o direito dos animais, dá para encontrar todos os tipos de acessórios feitos com couro sintético.

Metal

Acessórios de metal são úteis porque são fortes e firmes, e podem ser tirados ou abertos rapidamente. Instrumentos de metal, como algemas, podem ser menos confortáveis do que outros mais macios, e podem deixar marcas se quem estiver preso puxar as mãos, então tenha isso em mente quando planejar o que vão fazer.

Objetos de metal para o bondage são bastante básicos. Temos as típicas algemas de pulso e de tornozelo, e também as mais exóticas, para polegares. Você também pode encontrar algemas peludinhas, que são forradas com algum material para que fiquem mais confortáveis. Para uma atividade mais avançada, você pode encontrar barras e afastadores, para manter os tornozelos do parceiro distantes, ou para prender os braços, como gado. O metal, assim como o couro, é usado pelo visual: acessórios de metal são duros, frios e não cedem, o que torna esse material apropriado para uma atividade mais bruta.

Corda

Há um monte de diferentes opções de corda que você pode usar para o bondage, e há ainda mais tipos que *não* são para essa atividade. Você consegue encontrar cordas na maior parte das lojas de artigos para o lar (se você precisar pedir para um vendedor, diga que quer montar um balanço de pneus ou algo similar — e talvez seja uma boa ideia deixar este livro em casa). Procure por uma corda com toque macio contra a pele e que segure um nó firmemente. Materiais como algodão, nylon e cânhamo são uma boa aposta. Se você está procurando uma coisa mais áspera, procure corda de sisal ou de outra fibra natural. Enquanto estiver na loja, talvez você também queira dar uma olhada nos ganchos para prender à cama e ter mais configurações divertidas para a corda.

Outras coisas

Se você realmente quer se dedicar ao bondage, pode conseguir quase qualquer coisa de que precise em uma sex shop on-line. Sim, você pode brincar com as coisas que já tem, mas os melhores acessórios de BDSM são aqueles feitos para esse fim. Duas ótimas ferramentas que você pode comprar são tiras de velcro e fita adesiva para bondage.

Tiras de velcro são rápidas de prender, como algemas de couro ou metal, mas são bem mais confortáveis. Com as tiras, você pode experimentar as formas de amarrar que lhe parecem mais difíceis. Você pode comprar tiras para os pulsos e para os tornozelos, que funcionam como algemas, ou tiras feitas para uma posição específica, como para hogtied.

Fita adesiva para bondage é ótima, e é o único tipo de fita que você deve usar para esse fim, porque é feita especificamente para ser grudada na pele. Outros tipos de fita, principalmente as mais fortes, como fita crepe, podem ser difíceis de remover com segurança; mas a fita adesiva de bondage pode ser usada para amarrar, como venda e quase de qualquer jeito que você quiser.

Capítulo Quatro

Me excite!

"Que eu possa vê-la e sentir a proximidade dela, que produz um efeito em mim como poesia, como música."

— Ritter von Leopold Sacher-Masoch
A Vênus das peles

"Quando vejo um belo par de panturrilhas com meias de seda, tenho vontade de olhar mais para o alto…"

— Anônimo
"A confissão da senhorita Coote"
(Da revista *The Pearl*)

Visão, audição, olfato, paladar e tato — usamos nossos sentidos todos os dias para explorar o mundo à nossa volta. Assim, quando você retira os sentidos ou os transforma, o modo como vivenciamos qualquer coisa é afetado — inclusive o sexo! Este capítulo aborda a manipulação dos sentidos para fazer sexo incrível e enlouquecedor. Essa técnica, às vezes, é chamada de jogo de sensações, porque o foco é no que você está sentindo e a maneira como está sentindo. Este capítulo vai falar tudo sobre elementos clássicos e devassos, do básico — como o uso de vendas nos olhos, gelo e cera quente — às técnicas avançadas — como usar bolas de pompoarismo e fazer sexo com fones de ouvido!

O BÁSICO SOBRE O USO DAS VENDAS

A ação

Ser vendado é um dos truques sexuais mais simples que você pode acrescentar à sua transa. De olhos vendados, você não se distrai com a pilha de roupas sujas e nem com a hora no relógio na cabeceira. Ou seja: você fica livre para se concentrar no prazer do momento. O uso de vendas também é uma forma de privação dos sentidos, na qual você é privado de um sentido para aguçar os outros. Pense no momento em que entra em um quarto escuro: você não tem escolha além de se concentrar nos arredores e esticar a mão para procurar objetos no caminho. Mesmo se você já andou por aquele aposento dez vezes só naquele dia, é uma experiência diferente no escuro. É a mesma coisa com o sexo usando uma venda. Acrescente a isso o elemento surpresa — você nunca sabe quando e onde vai ser tocado — e essa técnica básica é vitória certa.

A execução

Vendas são fáceis de encontrar. Você pode usar uma echarpe macia, um pedaço de tecido, uma camiseta ou uma máscara de dormir — desde que seja confortável e fique no lugar durante a maior parte das festividades. Quando tiver escolhido seu acessório, prenda-o sobre os olhos do parceiro. Deve ficar firme, confortável e não atrapalhar a respiração.

Seu parceiro vendado deve, então, se deitar enquanto você se prepara. Sem a visão, ele vai ficar ainda mais sensível aos seus toques; portanto, use isso a seu favor! Provoque-o com toques leves e inesperados por todo o corpo, prestando atenção às zonas erógenas ao redor das orelhas e no pescoço, nos mamilos e nos genitais. Ele não vai conseguir ver onde você pretende tocá-lo e nem como, então seja imprevisível e mantenha os toques leves e delicados. Enquanto você provoca seu parceiro, preste atenção à maneira que ele reage e se move, e siga as dicas. Use a boca para acrescentar mais sensações, dando beijos pela barriga ou sugando o lóbulo da orelha antes de expirar no pescoço dele. Quando você e ele estiverem chegando perto do orgasmo, você pode preferir tirar a máscara ou montar em seu parceiro mascarado até o pôr do sol.∴

Sexo auditivo

A ação

Música e sexo combinam como vinho e queijo (ou talvez vinho e sexo?), mas essa técnica leva o ato a um nível mais alto. Para executá-la, você usa um par de fones de ouvido e uma lista de músicas selecionadas com cuidado, para bloquear todo o barulho externo. Como com a venda, a técnica funciona pela privação sensorial e pelo poder de um bom ritmo. Se usado junto com a venda, essa técnica pode levar a um orgasmo de mil tons e com O maiúsculo.

A execução

Seu primeiro passo é escolher uma música e colocá-la para tocar pelos fones de ouvido. Escolha a música que seu parceiro vai ouvir e preste atenção para que se encaixe no tom que você quer impor. Essa técnica funciona com músicas lentas e sensuais e também com batidas rápidas e dançantes; você só precisa se certificar de que o ritmo do sexo se encaixe com a batida! Depois de escolher a música e preparar os aparelhos, está tudo pronto. Coloque a venda e os fones no seu parceiro e faça com que ele comece a ouvir a música, com ela programada para ser repetida ou em uma lista contínua. Seu parceiro agora está ainda mais privado dos sentidos e concentrado no seu toque, e bem longe de distrações. Comece com provocações leves, como fez com a venda; com toda a atenção dele em você, um pequeno toque leva a sensações profundas. Use os dedos para arranhar de leve o peito dele, apertando com as unhas, mas sem deixar marcas. Use a boca para beijar ou sugar outras partes sensíveis do corpo, como o interior do quadril, e surpreenda-o com um rodopio rápido da língua ao redor da cabeça do pênis. Quando você estiver pronta, monte nele e deslize-o para dentro de você. Mova seu corpo no ritmo da música, mantendo os toques leves e as carícias suaves, até que a música — e você e seu parceiro — atinja o ritmo máximo.

Não deixe de trocar de lugar com ele para um bis!

Músicas para a recreação

Aqui estão algumas músicas que poderão ajudar vocês no início da sua aventura auditiva! Se nenhuma dessas lhe parecer excitante, experimente outros tipos de som estimulante, como um metrônomo, música clássica sem letra ou uma música com o baixo intenso.

Madonna — "Justify My Love"

Bruce Springsteen — "I'm on Fire"

TLC — "Red Light Special"

Boyz II Men — "I'll Make Love to You"

Katy Perry — "Dressin' Up"

Foo Fighters — "Everlong"

Janet Jackson — "The Velvet Rope"

Nine Inch Nails — "Closer"

Aaliyah — "Rock the Boat"

The Cars — "Who's Gonna Drive You Home"

Garbage — "#1 Crush"

The Black Keys — "The Only One"

Next — "Too Close"

Deftones — "Passenger"

Usher — "Love in this Club"

Marvin Gaye — "Let's Get it On"

Barry White — "Can't Get Enough of Your Love"

Se esfregue em mim

A ação

Outra maneira de brincar com sensações é colocar texturas diferentes no jogo! Tecidos ou materiais podem criar sensações variadas quando são esfregados, arrastados ou jogados contra o corpo, e você pode usar diversos materiais para conseguir a reação certa do seu parceiro. Isso funciona particularmente bem quando os seus sentidos ou os do seu parceiro estão intensificados por privação sensorial.

A execução

Reúna uma variedade de itens; os favoritos da maioria incluem materiais macios, como seda e pele, assim como penas, tiradas de um espanador ou ainda presas a ele. Estes e outros materiais como fleece ou algodão fino têm sensação macia e sensual; portanto, use-os para acariciar gentilmente as zonas erógenas e sensíveis do parceiro. Seja provocador: use uma pena ou seda para traçar um caminho pelo torso do seu parceiro, desenhando círculos no abdômen.

Você também pode usar materiais mais ásperos para provocar uma sensação diferente. Use luvas de couro ou de lã para acariciar o peito ou a bochecha do seu parceiro, ou apenas para segurar o braço dele. Experimente outros materiais que você tenha em casa, como jeans, atoalhado e jérsei, para ver o que você acha bom.

"Minha língua é inútil;
um fogo súbito
percorre meu corpo;
meus olhos estão cegos,
e meus ouvidos estão zumbindo."

— Safo

Pincéis e escovas também são ótimas ferramentas para isso, e você já deve ter uma variedade grande desses objetos em casa. Pincéis de pintura, de maquiagem, escovas de cabelo e até as escovas de dente podem ser usados para provocar um grande efeito nas áreas mais sensíveis do parceiro.

Gelado e quente

A ação

O gelo é uma ótima ferramenta para a sedução, especialmente quando as coisas esquentam. O frio dá um choque e deixa uma trilha de água gelada escorrendo pelas costas, e onde ele toca, queima até você conseguir tirá-lo de lá. Essa mistura de sentimentos — o choque, o frio da água gelada e a queimadura do cubo de gelo parado — é o motivo de o uso de gelo no sexo ser um gesto tão quente. O gelo pode estimular pontos sensíveis em todo o corpo, ou você pode usá-lo para esfriar a boca e dar um tratamento gelado! Usar gelo durante o sexo é ainda mais quente quando você brinca com os calores dos corpos contra o frio do gelo.

A execução

Comece com um cubo de gelo. Talvez seja uma boa ideia molhá-lo um pouco imediatamente depois de retirá-lo do congelador, para que não grude na pele. Faça o parceiro se deitar e comece com o cubo de gelo na boca. Passe os lábios gelados pelo peito dele, pela barriga e vá até o pênis. Coloque-o dentro da boca e deixe que sinta a temperatura mudar. Quando sua boca estiver quente, tire o pênis da boca devagar e sopre-o de leve, para provocar outro arrepio frio e sexy. Agora que seu parceiro está fervendo, você pode esfriá-lo, passando o gelo lentamente pelo corpo dele. Concentre-se em áreas erógenas sensíveis, como os pulsos, a parte de trás das orelhas, até mesmo o pé. Lembre-se de manter o gelo em movimento para que a sensação permaneça leve e excitante — deixá-lo muito tempo no mesmo ponto pode fazer com que seu amante fique com mais frio do que com tesão! Conforme passar o gelo pelo corpo dele, siga com a boca, usando beijos e movimentos da língua para contrabalançar o frio com sua boca quente.

Essa brincadeira não precisa ser limitada ao uso de cubos — experimente congelar água em um canudo grande para fazer uma irresistível varinha de gelo. Para alcançar um verdadeiro clímax gelado, congele água em uma camisinha dentro de um rolo de papel toalha ou outro item doméstico e crie seu próprio consolo de gelo, que vai deixar você e seu parceiro tremendo e querendo mais!

A POESIA DA CERA: USANDO CERA QUENTE

A ação

Pingar cera quente — a imagem por si só é excitante e devassa. Assim como no caso do gelo, a diversão de brincar com cera vem das novas e excitantes sensações e das mudanças de temperatura. É importante tomar cuidado quando se está brincando com fogo, mas usar cera quente é seguro... e ferve de tão quente.

A execução

Muitas sex shops vendem velas para esse fim; você pode até conseguir velas que derretem a uma temperatura mais baixa. Experimente usar cera de parafina, mas fique longe das velas aromáticas e das coloridas, que têm produtos químicos que podem causar irritação. Você também pode começar usando uma vela de aniversário; elas têm menos cera, então são mais fáceis de manusear, principalmente para um iniciante. É melhor começar devagar, para gradualmente se acostumar com a sensação da cera quente caindo ou se espalhando pelo corpo. Você pode começar queimando a vela até ter uma pequena poça de cera. Molhe o dedo na poça, cubra-o de cera e encoste na vela derretida para que mais cera se grude na ponta. Lentamente, mova o dedo até o corpo do parceiro, traçando linhas e curvas na pele dele. Essa técnica é delicada, então pode ser usada em áreas sensíveis como os mamilos depois que seu parceiro fica à vontade com a temperatura e a sensação.

Quando vocês dois estiverem à vontade, você pode experimentar pingar cera diretamente no parceiro.

Comece pingando cera na mão dele. Se ele gostar, você pode pingar cera nas coxas e pernas, nas costas e nas bandas da bunda. Você pode variar a sensação da cera deixando-a

"Neste jardim, espero por toda a tarde quente por seus leves passos no crepúsculo."

— Safo

cair de distâncias diferentes ou soprando delicadamente antes que ela pingue. Deixar pingar de uma distância maior vai esfriar a cera antes que ela toque na pele, o que pode ajudar a evitar queimaduras. Você também pode retirar a cera rapidamente depois que ela pingar e usar a boca para esfriar a pele quente. Há muitas opções para personalizar essa técnica, então use sua criatividade! Apenas lembre-se de manter a brincadeira *quente*... mas não quente demais!

Bolas de pompoarismo

A ação

Esse acessório existe há séculos e atende por diversos nomes, como bolas Ben Wa, bolas de Vênus, bolas de gueixa ou, indo direto ao assunto, bolas de orgasmo. Você pode encontrar facilmente esse acessório em lojas de brinquedos sexuais delicados ou na internet! As bolas de pompoarismo são um conjunto de duas bolas pequenas e com peso, geralmente unidas por uma corda ou barbante, que você insere na vagina. Essas bolas podem ser usadas para exercício e prazer. Para impedir que elas caiam, você (ou a dama em questão) precisa flexionar o músculo pubococcígeo, fortalecendo-o do mesmo modo que os exercícios de Kegel. Mas não é por isso que você deve sair correndo para comprá-las! O formato e os pesos dentro delas fazem as bolas de pompoarismo se mexerem e rolarem de um jeito que estimula a mulher de uma maneira nova e excitante. A sensação é intensificada quando você se desloca e a... portabilidade... desse acessório proporciona várias oportunidades sensuais.

A execução

Primeiro, lubrifique as bolas com lubrificante ou com a boca. Em seguida, coloque-as dentro da vagina com cuidado e delicadeza. Depois que estiverem lá dentro, veja qual é a sensação ao ficar de pé e andar um pouco. Quando se sentir confortável com as bolas de pompoarismo, você pode experimentar usá-las em casa, para fazer as tarefas e coisas do dia a dia — tirar os jogos sexuais de dentro do quarto pode ser incrivelmente excitante.

Há várias técnicas e atividades que você e seu parceiro podem fazer para aproveitar ao máximo suas bolas de pompoarismo. Quase qualquer movimento que faça as bolas se moverem e rolarem criará sensações novas, interessantes e excitantes. Experimente posições sexuais ou outros movimentos que envolvam se balançar, como o spanking, ou use-as como um vibrador. As bolas de pompoarismo criam um efeito único, então faça experiências e veja quais funcionam para você.

Mostre-me seus dentes

A ação

Morder é uma boa técnica para iniciantes, pois quase não precisa de acessórios, e é uma maneira fácil de proporcionar

"O homem deve fazer o que dá mais prazer à mulher e deve dar a ela o que ela quiser. Portanto, deve dar a ela acessórios que talvez nem sejam conhecidos por outras mulheres. Ele pode mostrar a ela uma bola pintada de várias cores e outras curiosidades assim."

—Vātsyāyana
Kama Sutra

um pouco de dor — mas não demais! Morder desperta o lado primitivo do sexo, e sempre foi um sinal de paixão — tanto a prática quanto as marcas que ela deixa.

A execução

Comece suas mordidas sensuais com beijos intensos. Quando as coisas ficarem quentes e excitantes, comece a mordiscar gentilmente os lábios do parceiro, depois desça lentamente e arranhe os lábios e queixo dele com os dentes. Continue descendo e mordiscando seu parceiro de cima a baixo — você quer devorá-lo! Concentre-se nas zonas erógenas, mordendo (de leve!) o pescoço e as orelhas, e também os quadris e os genitais. Certifique-se de não passar muito tempo no mesmo lugar — morder e arranhar com os dentes é excitante; mastigar, não.

Excursão: sexo em locais quase públicos

A ação

Parte da diversão de brincar com sensações é que você tem a oportunidade de vivenciar o sexo de uma maneira completamente nova. Sair de sua zona de conforto pode ser excitante e tornar o sexo ainda melhor. Assim, para onde você vai depois de ter feito sexo selvagem e com vendas nos olhos em todas as superfícies da sua casa? Para a rua, é claro!

A execução

A parte mais difícil dessa dica é encontrar um bom lugar ao ar livre. Sexo em uma cabine telefônica em uma rua movimentada parece excitante, mas uma acusação de atentado ao pudor não é. Então, experimente lugares quase públicos que ainda vão fazer com que você se sinta um devasso e vão esquentar seu sangue. Se você tiver sorte, sua casa tem um grande quintal com cerca e nenhum vizinho xereta. Se não for o caso, você terá que ser criativo. Depois de encontrar uma área gramada, abra um cobertor e inicie o trabalho. Enquanto fizer isso, preste atenção ao cheiro da grama, ao barulho dos pássaros e à sensação do vento na sua pele. O novo ambiente e a chance de ser pego no flagra vão intensificar seu clímax sexual.

Capítulo Cinco

Submissão

"Mas a pobre Louisa suportou a tortura **melhor do que** se podia esperar: apesar de ter **sofrido** — e muito — ela se manteve fiel à velha causa e sofreu **com prazer** e apreciou a **dor**."

— John Cleland
Fanny Hill

⁂

"Puxei o vestido dela: por ser magra, o dano foi pouco, mas ela lutou **para se cobrir** mesmo assim. E, lutando, acabou derrubada, se traiu e, **por fim, cedeu**."

— Ovídio
Elegia nº 5

Introdução
Sobre a submissão

Para alguns, assumir o papel de submisso parece o resultado de uma aposta perdida. O submisso, ou "inferior", tem que ser obediente em um relacionamento BDSM e é obrigado a representar qualquer papel e aceitar qualquer punição que seu parceiro ou sua parceira exija. Alguns relacionamentos até continuam assim fora do quarto, onde os submissos são "escravos", ou, mais claramente, consentem em ser propriedade do parceiro, que decide vários parâmetros do comportamento deles. Apesar de esse tipo ser extremo, você pode explorar a dinâmica da submissão ao ficar preso ou amarrado.

Quando comparado à outra peça do quebra-cabeça (o dominador), o mero som de ser o "submisso" automaticamente faz parecer que é uma droga. Mas não é! Na verdade, ser o submisso é incrivelmente sexy — primeiro porque seu corpo está quimicamente inclinado a gostar disso e também porque, em uma sociedade em que todos querem dominar o outro, deitar e deixar rolar pode ser muito gostoso. Este capítulo vai explorar o motivo de encontrarmos prazer em um pouco de dor e o segredo que ninguém quer saber: é o submisso que está no controle. Se você achar que tem dificuldade em se comportar, algumas dicas de obediência podem ajudar você a se manter na linha durante a próxima vez em que for amarrado, receber cócegas ou for domesticado. Faça um favor a si mesmo e se submeta!

Por que ser submisso é excitante
O prazer da dor

Delírio de quem bate

Como submisso, seu dominador pode pedir a você para realizar uma variedade de coisas durante um rompante particularmente apimentado na cama — como oferecer seu bumbum nu para uma ansiosa palmatória com alto-relevo, fazer novas experiências com nós de marinheiro ou provocar você com cera de vela. Se você nunca experimentou nenhuma dessas coisas, o medo de uma pequena dor pode ser intimidante. Por sorte, seu corpo tem defesas naturais para receber essas doses de desconforto e convertê-las em uma espécie de euforia.

Quando você vivencia a dor, seja batendo o dedão do pé, cortando o polegar ou levando palmadas do seu amante, seu cérebro libera endorfinas (que são substâncias químicas que se conectam com receptores opioides em seu cérebro) para minimizar a experiência negativa. As endorfinas criam sentimentos de euforia e níveis mais baixos de estresse, que funcionam do mesmo jeito que drogas como morfina e codeína (sem a parte negativa do vício). É daí que vem o termo "euforia de corredor", pois quando as pessoas se exercitam, o cérebro libera endorfinas para distrai-lo da exaustão da atividade física — considere esse o jeito de a natureza recompensar você por ter ido à academia. Certos alimentos são famosos por liberarem endorfinas também. O chocolate é um deles — o que não é nada surpreendente —, mas a pimenta malagueta também é! É por isso que algumas pessoas amam comidas bem picantes: elas sabem que vai ser quente, mas ao morder aquela pimenta e receber a primeira explosão de ardência e calor, o corpo está simultaneamente produzindo endorfinas para acalmar e excitar, o que faz as pessoas quererem sempre mais.

Ser o lado que recebe um pouco de punição é mais ou menos como mastigar pimenta malagueta. No início, é apimentado e um pouco angustiante, mas seu corpo está preparado. Levar palmadas durante uma sessão sexy com seu dominador dá ao seu corpo mais motivos para produzir substâncias químicas boas, que podem levar a um clímax ainda mais poderoso.

O que o médico receitou

O ato de submissão é excepcionalmente catártico, pois alivia tensão, estresse e até mesmo sentimentos de culpa. O acúmulo de estresse de uma pessoa comum — seja proveniente do trabalho, da família, das finanças ou de qualquer outra coisa — pode ser massacrante. Enquanto algumas pessoas escolhem redutores de estresse como exercícios aeróbicos, ioga ou atualizar compulsivamente o extrato bancário on-line para ter certeza de que as contas foram pagas, outras preferem a abordagem do "trepe comigo e faça com que doa".

Aliviar a tensão acumulada representa grande parte do sucesso de assumir o papel de submisso. As pessoas falam o tempo todo sobre o quanto o sexo após você se reconciliar com uma pessoa com quem esteve brigada é fenomenal. Além de todo o aspecto de "amo você e nada pode nos separar", isso acontece porque muitas vezes você ainda está zangado com a outra pessoa e pode transferir sua frustração para uma sessão de sexo quente e agressivo. O sexo para fazer as pazes é bom para o relacionamento, mas também é bom para aliviar as tensões. É assim que algumas das suas cenas submissas podem se desenrolar, e é uma maneira incrível de testar seus limites. Existe algo libertador em saber com que força seu cabelo pode ser puxado, seu lábio pode ser mordido ou seu traseiro pode levar tapas durante o sexo. Ter seu parceiro segurando você enquanto você luta por sua recompensa torna essa recompensa ainda mais emocionante quando ela chega.

BDSM é atividade física agressiva ao máximo, o que dá ao seu corpo uma coisa em que se concentrar que não é o estresse com o qual você está se incomodando no momento E não há problema algum se esse tipo de atividade física intensa deixar uma marca. Assim como os chupões no pescoço quando você é adolescente, os lembretes físicos dessas sessões (como uma marca vermelha de mão no bumbum ou um hematoma onde você foi amarrado) são pequenos troféus pervertidos pelas horas e pelos dias que vêm depois da aventura.

Como estar por baixo dá vantagem a você

Em uma sociedade em que a complacência é um palavrão, principalmente para a força de trabalho feminina, ser sexualmente submissa parece um chute nas canelas da realização pessoal e do movimento feminista. Entretanto, a realidade é que, no século XXI, as mulheres estão cada vez mais se tornando as principais provedoras das casas e representam 60% das pessoas que buscam educação superior. Tanto para homens quanto para mulheres, alcançar metas, cumprir prazos, comprar uma casa e sustentar 2,5 filhos e um golden retriever é toda a dominação de que precisam. A maior parte das pessoas que compõem a força de trabalho não tem uma fantasia maior do que relaxar em uma praia e não fazer absolutamente nada. E essa fantasia não está muito distante da submissão. Ser submisso permite que você — seja homem ou mulher — coloque de lado as escolhas difíceis e a posição de autoridade que tem que assumir todo dia. É uma questão de receber prazer de uma maneira nada convencional, de uma pessoa na qual você confia.

A submissão é revigorante e terapêutica, do mesmo modo que as encenações realizam fantasias que, de outra forma, você não vivenciaria. Em termos mais simples: homens e mulheres poderosos ainda querem ser dominados. Os papéis sociais costumavam dizer que os homens deveriam ser rudes e úteis, e que era o papel deles levar o dinheiro para casa; enquanto as mulheres deveriam ser doces, femininas e sua única responsabilidade era cuidar da família. Agora, os papéis sociais esperam que os dois sexos façam todas essas coisas, variando e trocando, dependendo da situação. As mulheres precisam ser poderosas, conseguir o que querem sozinhas, trabalhar 40 horas ou mais por semana e serem esposas e mães carinhosas. Os homens também têm que ser poderosos, conseguir o que querem sozinhos, trabalhar 40 horas ou mais por semana e serem maridos e pais conscientes. É uma enorme quantidade de responsabilidade quando se considera que a mídia moderna continua a lançar expectativas conflitantes por meio de comerciais de cosméticos, capas de revista com imagens adulteradas e reality shows, o que acaba confundindo a cabeça das pessoas quanto a como elas devem agir. Por esses motivos, não tem problema nenhum querer ser uma eficiente executiva em público e uma masoquista meio piranha entre quatro paredes (ou vice-versa!). Não é de modo algum um enfraquecimento da sua masculinidade nem uma degradação do seu poder feminino querer ser dominado.

Em um relacionamento entre dominador e submisso, uma das coisas mais sexy para o dominador é saber que o outro topa encarar certos prazeres devassos só para agradá-lo. Isso não significa que a vontade de agradar é uma via de mão única — e um conceito muito errado sobre submissão é o de que o submisso não tem poder algum. É verdade: estando por baixo, você vai receber ordens que ditam o que fazer com aquele consolo de gelo e por quantas vezes. Mas é falso imaginar que você está proibido de dizer não para o consolo de gelo, para o chicote de montaria ou para os grampos de mamilo, e que suas vontades não importam. Ao contrário: o submisso tem quase todo o controle — talvez não durante o sexo, mas definitivamente antes, quando os limites estão sendo estabelecidos, e quando eles foram extrapolados. O submisso sempre tem o poder de veto. A maior parte dos casais deixa os limites rígidos e flexíveis bem claros antes de percorrer as estradas pavimentadas com chicotes e correntes. O submisso pode expressamente proibir qualquer acessório, atividade ou invasão de limites pessoais. Isso também vale para saber quando parar. Pode ser absurdamente sexy contar junto com seu parceiro quantas vezes ele ou ela bate em você com o chicote, mas, quando chega o limite, seu dominador tem que parar quando você manda. Enquanto seu parceiro detém a sintonia fina dos detalhes de como você recebe as punições e as recompensas, como submisso, você controla o contexto.

Dicas de obediência

Ser a garotinha levada ou o menino malvado do seu dominador (ou da sua dominadora) requer atenção a detalhes, resistência e, naturalmente, vontade de agradar. Apesar de ser ta-

"Você sabe que nada me dá
maior felicidade do
que servir você,
ser seu escravo.
Eu daria tudo
apenas para
me sentir
completamente
em seu poder,
até na morte."

— Leopold Sacher-Masoch
A Vênus das peles.

refa do dominador manter o submisso na linha, sempre há maneiras pelas quais ele ou ela pode segurar um pouco as rédeas para explorar completamente seu papel de inferior. Aprender o que funciona para você e seu parceiro em fantasias BDSM vai melhorar a qualidade de cada encontro. Siga esse guia para obediência cada vez que estiver saindo um pouco da linha — a não ser, é claro, que você queira ser punido!

Estabeleça regras

Antes de tudo, você precisa estabelecer regras com seu dominador. Criar um contrato de sessenta páginas funciona para alguns, enquanto outros preferem usar a palavra de honra. Dentro dessas regras, você pode confirmar ou rejeitar os pedidos do dominador e, se quiser, pode determinar claramente como, quando e onde seus contatos sensuais vão acontecer. Estabelecer regras garante que você e seu parceiro possam explorar as curiosidades um do outro sem se sentirem desconfortáveis.

Escolham uma palavra de segurança

Escolher uma palavra de segurança está para o sexo depravado como o trem de pouso está para um 747. É importante *pra cacete*. Escolha uma palavra que não tenha nenhuma relação com o contexto, e que seu dominador não vá interpretar como linguagem obscena ou encenação. Em geral, palavras como "não", "pare" ou "isso dói" podem ser confusas; se você está algemado à cama como um prisioneiro de alta segurança que precisa de punição corporal, essas palavras só vão dar a você mais do que está recebendo. Se tiver uma boa memória visual, escolha "vermelho" para "pare, pra mim já chega", "amarelo" para "vá mais devagar ou pegue mais leve" e "verde" para "pode bater com tudo!". Se você estiver se sentindo criativo, escolha uma família de substantivos que dê o sinal automático para seu parceiro mudar o que está fazendo, quer seja "urso", "panda" e "coala" para "pare", "vá devagar" e "continue"; ou "Chris Brown", "Kanye" e "Justin Bieber". Se você prefere manter a simplicidade e quer usar "não" ou "pare", apenas deixe claro que essas palavras têm que ser obedecidas. Seja lá o que você escolher, certifique-se de que essas palavras estejam entalhadas em pedra e memorizadas por todos.

Vá à academia

Sexo em que você sua é sempre muito excitante, mas sexo em que você sua, começa a ofegar, pede pausas para impedir uma trombose iminente e cai desfalecido não é. Não apenas você vai se sentir mais confiante ao ficar sem roupa diante do parceiro, como se alimentar de maneira saudável e fazer um pouco de exercícios aeróbicos algumas vezes na semana vão melhorar sua resistência e longevidade quando a hora chegar. Se "correr" é uma das palavras que você mais odeia, experimente fazer caminhadas aceleradas depois das refeições, nadar, andar de bicicleta ou qualquer outra atividade que faça seu sangue pulsar por mais de vinte minutos de cada vez. Você vai agradecer a si mesmo quando seu parceiro lhe apresentar o balanço sexual.

Domine sua submissão

Seja bom no que faz! Ser submisso pode parecer fácil, mas só porque você está por baixo, não significa que deva agir como um peixe morto. Assumir seu papel de submisso com entusiasmo é um trabalho duro, tanto física quanto emocionalmente. Saber disso já é metade da batalha — e a outra metade é fazer o seu melhor para atingir os objetivos que você determinou com o parceiro. Se ser submisso funciona para você, aprecie! Provoque a batida com a palmatória que tem a palavra "PUTA" em alto-relevo, implore pelo chicote e peça as algemas. A expectativa ansiosa de cada encontro vai ser absurdamente compensadora para você e seu dominador.

O CLUBE DO LIVRO DO SEU QUARTO

Desde que a humanidade existe, existe o sexo, e desde que existe literatura, existe a literatura erótica. Conheça bem esses clássicos da pornografia e apimente sua vida sexual — seja com um parceiro ou sozinho

Kama Sutra, de Vātsyāyana

É a inspiração para todos os livros do gênero. Escrito pelo antigo filósofo hindu Vātsyāyana, esse livro oferece uma amplitude de conselhos sexuais práticos e posições irresistíveis para ele e para ela, mas também contém poesia e um guia para ter virtuosidade na vida, no amor e na família.

Anaïs Nin

Anaïs Nin foi uma escritora franco-cubana e uma das primeiras mulheres a explorar ficção erótica. A maior parte do trabalho dela foi escrita nos anos 1940, mas publicada postumamente. Em coleções de contos como *Delta de Vênus* e *Pequenos pássaros* (lançados originalmente em 1978 e 1979, respectivamente), Nin se aprofunda em uma variedade de estilos de sexualidade, incluindo tópicos controversos para a época, como abuso, prostituição e bissexualidade.

Trilogia Erótica, de Anne Rice

Os desejos da Bela Adormecida, *A punição da Bela* e *A libertação da Bela* (lançados originalmente em 1983, 1984 e 1985, respectivamente) formam a trilogia de Anne Rice livremente adaptada do conto de fadas da Bela Adormecida, com um toque de BDSM.

História de O, de Pauline Réage

Esse romance BDSM francês, publicado originalmente em 1954, era uma história controversa sobre uma bela garota parisiense que é jogada no mundo da submissão, bondage e jogos de dor.

Trópico de Câncer, de Henry Miller

Esse romance de um dos escritores americanos mais famosos e reverenciados foi originalmente publicado na França em 1934 — mas banido nos Estados Unidos. Quando foi lançado lá, em 1961, gerou julgamentos por obscenidade. Se isso não for uma razão boa o bastante para lê-lo, esse livro também é considerado uma obra-prima da literatura americana. E se passa em Paris.

O amante de Lady Chatterley, de D. H. Lawrence

Originalmente publicado em 1928, a heroína dessa romance, Constance (Lady Chatterley), se casa com um membro da alta sociedade, mas se vê em um caso sensual com um homem da classe trabalhadora. Considerado tabu por suas cenas explícitas e o abundante uso da palavra "foder", esse romance foi banido durante anos.

Capítulo Seis

Dominação

"Uma garota que é muito assediada deve se casar com o homem de quem gosta e que acha que será obediente a ela e capaz de lhe dar prazer."

— Vātsyāyana
Kama Sutra

"O amor é o cumprimento da lei."

— Romanos 13:10

Introdução
Seja o chefe

A ação

Libere seu dominador interior — o couro e as tachinhas são opcionais! Fazer o papel de dominador, ou "superior", é um desafio: você planeja os jogos, faz todo o trabalho pesado e fica constantemente de olho no parceiro e na situação para se certificar de que todos estão seguros, felizes e se divertindo. Mas, é claro, todo esse trabalho vem com alguns bônus bem reais! Bancar o dominador pode ser divertido para pessoas que já gostam de dar ordens, e também pode oferecer uma nova experiência e válvula de escape para quem não está tão acostumado a comandar.

Dominação e submissão formam um jogo de poder, e quando você é o dominador, todo o poder é seu. O que você faz com ele é decisão sua: você pode mostrar ao parceiro quanto prazer consegue dar a ele, ou ser egoísta e mandar seu submisso servir você. Portanto, vista (ou tire?) sua roupa de chefe e vamos começar!

A execução

Dominação/submissão é meio que como qualquer outro jogo de encenação que você leva para o quarto: você precisa entrar no espírito para funcionar. A maneira como isso vai acontecer depende de você e seu parceiro, pois não existe jeito "certo" de brincar. Isso não significa, entretanto, que você precisa ser taciturno e com jeito de "carrasco das catacumbas" — mas você quer realmente se sentir poderoso, e quer que seu parceiro sinta que você está no controle.

Com todos os chicotes, as correntes e o couro preto, o dominador muitas vezes parece ser o cara mau do mundo BDSM. Mas isso não é inteiramente verdade. Lembre-se de que você não é o vilão dessa cena — é a figura de autoridade. Você não está sendo "mau" com o parceiro, está apenas assumindo o controle.

E a melhor maneira de fazer isso é planejando. O velho conselho diz que o sexo deve ser espontâneo, surgir no ímpeto do momento, ser regido pela paixão. Mas para fazer o papel de dominador com mais eficiência, você precisa ter um plano, mesmo que seja só para dizer ao seu parceiro: "Ah, amor, espere só pra ver o que tenho planejado pra você esta noite!"

Não pergunte o que seu parceiro quer — isso apenas vai quebrar a dinâmica de poder que você estabeleceu e não dá a ele a verdadeira experiência submissa que está procurando. Se vocês estão começando, ou experimentando uma coisa nova, e você não tem certeza de o que seu parceiro vai gostar, pode perguntar "quer que eu faça (isso ou aquilo)...", ou pode apenas dizer para ele "vou fazer tal coisa com você" e prestar atenção na reação dele, tanto no que diz quanto no que a linguagem corporal dele revela.

Sobre o cuidado e a manutenção dos submissos

A ação

A maior parte do foco nessa brincadeira é unilateral. O parceiro dominador costuma ser o ativo, enquanto o submisso recebe a ação. Normalmente, tudo é sempre maravilhoso na terra do BDSM, mas como você pode ter certeza de que permanecerá assim? Como você está mexendo com a dinâmica do poder, as coisas podem ficar complicadas rapidamente, e é sua responsabilidade como dominador criar um espaço divertido para vocês dois explorarem novos sentimentos e territórios com segurança. Você precisa construir confiança com seu parceiro — e é uma nova espécie de confiança, porque seu submisso precisa acreditar que você não pretende machucá-lo *e* que tem habilidade suficiente para saber como manter a segurança. Essas dicas podem ajudar a tranquilizar vocês dois nesses aspectos. Você pode achar que elas são úteis apenas para os usuários mais avançados, porém o básico pode ajudá-los a evitar pulsos com hematomas e sentimentos feridos, mesmo que vocês não estejam pendurando ninguém do teto.

Conversem primeiro

Vocês provavelmente não precisam assinar um contrato antes de colocar a venda nos olhos, mas, antes de tentar alguma coisa aventureira na cama, é bom conversar. Assim como algumas pessoas não conseguem caminhar e mascar chiclete ao mesmo tempo, você pode achar difícil ter uma conversa franca e honesta sobre sexo enquanto está transando. Portanto, antes de vocês arrancarem as roupas uns dos outros, conversem sobre o assunto. Pense no que quer e no que não quer durante o sexo, fale sobre limites e seja específico. Se você nunca pensou sobre essas coisas antes, conversar sobre o assunto pode ser esclarecedor.

E essa conversa não é uma discussão de mão única. A comunicação é vital para o bom sexo, e é muito importante para manter a prática BDSM segura e divertida. Fale com seu parceiro e faça perguntas quando não tiver certeza se ele ou ela gosta do que você está fazendo.

Depois de falarem sobre os limites e conversarem sobre o que os deixa excitados, vocês vão ter uma ideia bem melhor da posição do parceiro. A conversa é apenas para estabelecer uma linha de orientação, não para dar luz verde para um amarrar o outro e experimentar todas as coisas para as quais o parceiro não disse "não".

O que nos leva a...

Palavras de segurança

Palavras de segurança são um antigo artefato de perversão que ficou conhecido por quase todo mundo, então a maior parte das pessoas pelo menos sabe qual é a ideia geral por trás delas. Você pode achar que não precisa de uma palavra de segurança em seu relacionamento amoroso, confiante e de sexo ousado, mas elas podem ser úteis por algumas razões. Ter uma palavra de segurança pode aumentar o fator erótico e ajudar você a entender melhor o que seu parceiro precisa e o que quer.

A coisa mais importante de se entender sobre palavras de segurança é que elas não são negociáveis. Uma palavra de segurança é como um assento ejetor de emergência: se, em algum momento, seu parceiro se sentir inseguro ou desconfortável, ele ou ela diz a palavra de segurança e tudo para imediatamente. Ninguém tem permissão de criticar ou questionar o uso de uma palavra de segurança, simplesmente porque é uma atitude idiota que pode tornar mais difícil o uso da palavra na próxima vez em que o outro precisar. Ter uma palavra de segurança reconhece que seu jogo só está acontecendo porque vocês dois querem e estão gostando.

Como dominador, você precisa se certificar de que seu parceiro se sinta à vontade para usar a palavra de segurança se ele ou ela precisar. Mas também deve tentar garantir que seu uso nunca seja necessário.

Leia a mente dele

Um aspecto importante do trabalho do dominador é a empatia. Você pode não associar a empatia com o Dominador Grande e Perverso, mas o BDSM funciona melhor quando o "superior" consegue saber o que o "inferior" está pensando. Mas e se você não for telepata? O truque é prestar atenção. Observe como seu parceiro se move, escute a respiração dele, sinta como reage a você, e terá uma boa ideia do que ele está pensando. Observe como ele responde quando você experimenta movimentos diferentes. Se você está planejando experimentar algo que nenhum de vocês fez, vá bem devagar. Se possível, experimente as coisas em você antes de fazer no parceiro. Por exemplo, se você quer usar cera quente, experimente para ver a sensação da cera em seu próprio corpo antes de pingar no outro. Você vai ver como isso pode ajudar a manter os jogos seguros e divertidos. Afinal, você tem menos chance de queimar acidentalmente o parceiro se souber com que está lidando!

Você dita as regras

A ação

Agora que você já sabe de cor as responsabilidades, está na hora de estalar o chicote! Uma das melhores maneiras de exercitar sua autoridade é dando ordens e estabelecendo regras. Se seu parceiro não seguir as instruções, você decide que punição vai dar. Essas ordens e regras não têm que ser só relacionadas a sexo; você está mostrando ao outro que está no comando, então as ordens devem enfatizar que você é o chefe. Suas regras devem ser arbitrárias, essa é a questão! Elas só existem para você poder aplicá-las, e para que seu parceiro possa se submeter a elas.

A execução

Assim como com tudo neste livro, não há jeito certo nem errado de fazer isso. Há uma enorme variedade de maneiras pelas quais as pessoas podem executar esse jogo de poder, e você não precisa usar uma coleira ou chamar um ao outro de "escravo" e "mestre" (a não ser que vocês queiram). Assumir os papéis pode ser um pouco difícil, então vá devagar, assim como com todas as outras dicas. Eis algumas ideias para vocês começarem:

Diga meu nome: mande seu parceiro chamar você de alguma coisa sexy. Você pode começar com o básico: "senhor", "madame" ou mesmo "mestre", mas se esses títulos parecerem mais tolo do que sexy, crie alguma coisa só sua. Submissos costumam se referir a si mesmos na terceira pessoa, o que pode ser difícil se você não estiver acostumado, então isso pode ser um desafio divertido para acrescentar ao jogo.

Pegue: mande que seu parceiro pegue alguma coisa para você. Pode ser o que você quiser: um copo de água, uma revista ou um brinquedo sexual que está do outro lado da sala. Você pode pensar nisso como uma ordem padrão do tipo "porque eu mandei". Independentemente da razão exata para o pedido, o verdadeiro propósito é exercitar seu poder.

Brincar de se fantasiar: diga ao seu submisso como se vestir. Isso é divertido e sedutor, principalmente se você tem uma lingerie sensual ou uma fantasia ousada para exibir. Ou mande seu parceiro usar uma coisa sexy só para você antes de sair para trabalhar: pode ser seu conjunto de calcinha e sutiã mais ousado, ou uma joia especial, ou acessórios.

PUNIÇÃO

A ação

Ok, você já deixou as regras claras — mas isso não quer dizer nada sem um pouco de policiamento. Na verdade, é bem melhor pensar em seu papel de dominador como sendo o de policiar em vez de punir. Quando você está envolvido em BDSM e seu parceiro viola uma regra ou desobedece a uma ordem, uma "punição" é útil para reforçar a autoridade do dominador. Também pode dar a vocês uma boa chance de experimentar técnicas de spanking em um contexto "realista".

Pense na punição como a penalidade em um jogo de beber. É como quando você erra no jogo e tem que virar uma dose — não é nada pessoal, e não acontece porque o dominador está com raiva do submisso por violar as regras; são apenas as regras do jogo. Com isso em mente, você também deve saber que o BDSM *não* é a hora de resolver conflitos da vida real, e você nunca deve punir seu parceiro por transgressões no mundo real.

A execução

Como você executa a punição e o tipo de punição que usa depende somente de você — então seja criativo! Seus castigos não precisam ser dolorosos — na verdade, a não ser que os dois gostem de um pouco de dor prazerosa, vocês podem deixar o cinto de fora do jogo.

Quando estiverem brincando no quarto, pode ser divertido dar ordens sensuais. Você pode mandar seu parceiro se masturbar ou fazer alguma coisa por você. Mas talvez seja melhor pensar duas vezes antes de escolher uma ação sexual importante como punição — você quer mesmo caracterizar um boquete como "castigo"? Assim, faça do seu "castigo" uma coisa nova — você tem um livro inteiro de ideias aqui para escolher.

Para exercitar de verdade sua força dominadora, você pode escolher punições que beneficiem você — afinal, você é o chefe. Mande seu submisso fazer massagem nos seus pés, preparar uma bebida, talvez trançar seu cabelo ou lavar sua roupa. Nesse caso, tente pensar em castigos bem variados.

Você até pode fazer do castigo um jogo com seu parceiro, fazendo uma lista de possíveis punições e numerando essa lista. Assim, quando precisar puni-lo, mande-o jogar um dado (ou dados). O número que sair é a punição

"Ah, então! O toque quente dos dedos dele me determina, e meus medos derretem antes do calor intolerável e vibrante, minhas coxas se afastam e cedem toda a liberdade à mão dele."

— John Cleland
Fanny Hill

que você vai usar. Se não tiver um dado, pode escrever as punições em tiras de papel e sortear de dentro de um chapéu. Isso funciona muito bem se vocês dois trocarem de papel.

É A SUA CENA

A ação

No mundo do sexo mais ousado, as aventuras pré-planejadas são chamadas de "cenas". Esse termo funciona muito bem porque, mesmo que você não esteja usando fantasia, está dando um show. O resultado final esperado é que você e seu parceiro tenham bons momentos, e é função do dominador cuidar para que isso aconteça — você é o diretor, afinal. Para isso, é preciso planejar com antecedência. Que tipos de acessório quer usar? Que brinquedos? Vai amarrar seu parceiro ou deixá-lo solto? Você pode misturar e combinar as dicas neste livro, e acrescentar seus próprios detalhes no caminho.

A execução

Quando você monta uma cena, precisa controlar todos os pequenos detalhes. Quando brinca com bondage, submissão e sensações, você precisa controlar o que seu parceiro sente e vivencia. Como é delicioso o poder absoluto! Seu parceiro está amarrado nos trilhos do trem, e que papel você vai assumir? Você é o vilão cruel, o herói corajoso... ou o trem?

Quando estiver se preparando para uma cena, pense em como seu parceiro vai vivenciar tudo que você planejou. Mesmo se estiver planejando apenas uma transa no quarto, você pode ajudar seu submisso a entrar na brincadeira certificando-se de que a temperatura do quarto esteja confortável, tirando qualquer bagunça que possa atrapalhar e os objetos que poderiam distrair o submisso, como fotos, o despertador e coisas assim. Pense no plano todo e certifique-se de ter tudo de que precisa. Quando você estiver pronto para seu submisso, arrume-se e dê um show.

Posições com a garota por cima

Você acha que só os homens podem ficar por cima? Pois pense de novo. Eles podem relaxar e apreciar serem submissos também. Eis aqui algumas posições em que a mulher fica por cima, para ajudar você a pensar na sua próxima cena.

Cavalgada clássica: monte nele, garota! Você já conhece essa posição. Está a um passo do papai e mamãe, com ele deitado de costas e você por cima, montada. Essa posição funciona bem com a maior parte das técnicas de prender pulsos, ou você pode usar o spread-eagle para amarrá-lo completamente. Da sua posição, você pode determinar a velocidade e o ritmo do movimento: mantenha lento e impeça que ele aumente a velocidade antes de você estar pronta. Faça pequenos círculos com os quadris, como uma dançarina de hula, conforme sobe e desce.

Cavalgada invertida: essa posição é simples, mas você pode ajustá-la para um monte de variações! Para ficar nessa posição, mande seu parceiro se deitar e monte virada para os pés dele. Dobre os joelhos e arqueie as costas para ajudá-lo a deslizar para dentro. Você pode ficar nessa posição e usar as pernas para cavalgar seu parcciro, ou pode experimentar esticar as pernas e usar a parte superior do corpo para balançar os quadris para a frente e para trás.

Pretzel sexy: tenho certeza de que existe outro nome para essa posição, mas gosto de chamá-la de pretzel sexy. Primeiro, faça seu parceiro se sentar no meio da cama (não encostado na cabeceira) com as pernas esticadas para a frente. Sente entre os joelhos dele com as suas pernas de cada lado. Deslize para a frente enquanto enrola as pernas no torso dele, até você estar em uma boa posição para ele deslizar para dentro de você. Essa posição é ótima: é próxima e íntima, firme e não requer muita flexibilidade, e dá a você bastante apoio para se mexer, se retorcer e se movimentar da maneira que quiser.

Assento do amor: as camas ganham todo o reconhecimento como o local mais comum da luxúria, mas uma cadeira comum de cozinha é um excelente herói sexy não reconhecido, principalmente no mundo das posições com as garotas por cima. Como mencionei antes, essa posição é uma ótima opção para quando você quiser amarrá-lo, e é muito versátil. Em uma poltrona grande e macia ou sofá, mande seu parceiro se sentar e monte com um joelho de cada lado das pernas dele. Arqueie as costas e se incline para trás (segurando-se nos ombros dele se precisar de apoio) para conseguir o melhor efeito. Isso acaba sendo uma espécie de cruzamento entre a cavalgada e a posição pretzel, com você parcialmente empoleirada e parcialmente enroscada, o que dá o dobro de prazer, pois é ideal para estimular o clitóris, assim como o elusivo ponto G.

Em uma superfície dura, como uma cadeira de jantar ou escritório, você tem ainda mais opções de posição. Você pode se sentar de frente para seu parceiro, com as pernas de cada lado da cadeira. Se sua cadeira for baixa o bastante (ou se você for alta o bastante), é possível usar suas pernas para se erguer e se abaixar de novo. Rode os quadris e se esfregue no parceiro. Se ele estiver amarrado, você pode provocá-lo brincando com os mamilos, acariciando o peito

"É dever da alma
ser leal
aos próprios desejos.
Ela deve se entregar
à sua
paixão
principal."

— Rebecca West

dele ou puxando o cabelo. Você também pode experimentar essa posição de costas para o parceiro. Se ele estiver amarrado, pode ser um pouco mais complicado conseguir a posição certa, então talvez seja uma boa ideia experimentar a posição com ele antes de amarrá-lo. É um pouco mais difícil, mas se ele gostar de bundas, vai adorar a vista.

Pesquisas para brincadeiras pervertidas

LIVROS

365 Sex Positions: A New Way Every Day for a Steamy, Erotic Year
Pelos editores da Amorata Press, com fotografias de Allan Penn

Com uma posição para cada dia do ano, esse livro contém explicações passo a passo e fotografias quentes para ajudar você a apimentar sua vida sexual. No estilo do *Kama Sutra*, ele tem uma abordagem moderna, clara e estilosa para incrementar sua diversão.

The Seductive Art of Japanese Bondage
Autor: Midori, com fotografias de Craig Morey

Com fotos de excelente bom gosto e descrições de *shibari*, uma forma do bondage japonês com cordas, esse livro expressa a filosofia, história e o lado poético do bondage, sendo igualmente interessante para iniciantes e entusiastas experientes em BDSM.

Two Knotty Boys Showing You the Ropes: A Step-by-Step, Illustrated Guide for Tying Sensual and Decorative Rope Bondage
Autor: Two Knotty Boys, com fotografias de Larry Utley

Esse guia instrutivo para o uso de cordas e bondage tem descrições profundas, dicas de segurança e imagens de amarras tanto com nós práticos quanto com nós decorativos para suas cenas sexuais.

The Modern Kama Sutra: An Intimate Guide to the Secrets of Erotic Pleasure
Autores: Kamini Thomas e Kirk Thomas

Esse livro apresenta uma abordagem moderna do *Kama Sutra*, com descrições de como fazer quarenta posições sexuais, além de conselhos práticos e fotografias para qualquer pessoa, desde o novato em sexo ao especialista.

"Só as paixões,
as grandes paixões,
podem elevar a alma
a coisas maiores."

— Denis Diderot

Quais são algumas das fantasias secretas que você gostaria de poder compartilhar com seu parceiro?

O que faz você se sentir sexy? É uma peça de roupa em particular? Ou comer um certo tipo de alimento?

Escreva sobre um momento ou local específico na sua vida em que você se sentiu ousado ou devasso. Você foi em frente com seus desejos? Independentemente da resposta, explique seus motivos.

Você já leu algum livro ou blog que achou excitante? Experimente ler em voz alta para seu parceiro para ver o que acontece!

Escreva sobre um objetivo sexual que você gostaria de alcançar para si mesmo e para seu relacionamento.

Escreva aqui suas próprias dicas e segredos sexuais, e lembre-se de voltar a lê-los para ter mais ideias!

"Não há
remédio
para o amor
além de
amar
mais."

— Henry David Thoreau
*The Journal of Henry David Thoreau
1837-1861*

"Tem sempre
alguém
que ama e
alguém que
se permite
amar."

— W. Somerset Maugham
Servidão humana

Seja um leitor preferencial Record.
Cadastre-se e receba informações sobre nossos
lançamentos e nossas promoções.

Atendimento e venda direta ao leitor:
mdireto@record.com.br ou (21) 2585-2002

Este livro foi composto na tipologia Adobe Garamond Pro,
em corpo 12/15,75, impresso em papel offwhite,
no Sistema Cameron da Divisão Gráfica
da Distribuidora Record.